炎症害怕
我们这样吃

王伟岸　王寰　李婷/主编

科学技术文献出版社
SCIENTIFIC AND TECHNICAL DOCUMENTATION PRESS
·北京·

图书在版编目(CIP)数据

炎症害怕我们这样吃 / 王伟岸，王寰，李婷主编 . — 北京 : 科学技术文献
出版社 , 2023.4（2024.7 重印）

ISBN 978-7-5189-9948-4

Ⅰ . ①炎… Ⅱ . ①王… ②王… ③李… Ⅲ . ①炎症食物疗法 Ⅳ . ① R247.1

中国版本图书馆 CIP 数据核字 (2022) 第 237975 号

炎症害怕我们这样吃

策划编辑：张凤娇　责任编辑：张凤娇　责任校对：张吲哚　责任出版：张志平

出 版 者　科学技术文献出版社
地　　址　北京市复兴路 15 号　邮编 100038
编 务 部　（010）58882938，58882087（传真）
发 行 部　（010）58882868，58882870（传真）
邮 购 部　（010）58882873
官方网址　www.stdp.com.cn
发 行 者　科学技术文献出版社发行　全国各地新华书店经销
印 刷 者　艺堂印刷（天津）有限公司
版　　次　2023 年 4 月第 1 版　2024 年 7 月第 3 次印刷
开　　本　710×1000　1/16
字　　数　210 千
印　　张　17.5
书　　号　ISBN 978-7-5189-9948-4
定　　价　55.00 元

吃错了，
当然会发炎！

第 **1** 章

被误解的生活小常识

哪些习惯害你发炎？

抗炎食疗 第4章

抗炎食物

抗炎食谱

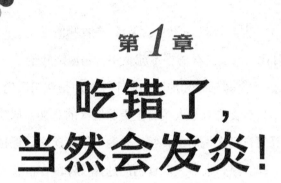

第 1 章

吃错了，
当然会发炎！

食物种类多，抗炎、促炎应辨明
食物四分法：健康饮食的最高机密
生机饮食
......

古人云:"民以食为天。"在食物匮乏

的时代,人们生存的根本就是用食物填饱肚子。

虽然现在大多数国家和地区物质丰裕,但是这句话仍

然适用,只是食物对于人类有了更深层次的意义,那就

是,选择对自己来说对的食物,是我们远离疾病,保持

健康的基础。只是很多人对食物的选择仅停留在口感和

味觉的层面,以至于吃了很多无益于自己健康的食

物,给身体造成不好的影响,很多人体内的炎症

就是这样来的。

1.食物种类多，抗炎、促炎应辨明

炎症是人体免疫系统对外界刺激的一种正常防御反应，急性炎症常表现为"红、肿、热、痛"，病因多数比较明确，容易及时得到治疗而痊愈。而人体长期的慢性炎症，缺乏明显的表现，可能悄无声息地导致组织受损，甚至影响器官的正常功能，成为人体健康的"沉默杀手"。慢性炎症多数病因不明，除生物性因素（如细菌、病毒）外，还涉及物理性因素（如高温、低温及放射线）、化学性因素（外源性和内源性化学物质，如强酸、强碱和堆积在体内的代谢产物）、机械性因素（如挤压、创伤）和免疫反应等。

我们的日常饮食是影响慢性炎症的重要因素之一，新鲜蔬菜、水果、豆类、全谷物等食物具有提高人体免疫力、降低炎症风险的作用。相反，油炸、高盐、高饱和脂肪酸、高糖、深加工食品，以及低膳食纤维食物等，长期食用就会促进慢性炎症的发生。研究表明，这些食物与很多慢性疾病相关，如肥胖、2 型糖尿病、心血管疾病，甚至癌症等。

当身体出现慢性炎症时，就要反思饮食习惯了，尤其是在食物种类的选择上是否存在问题。要根据食物的促炎、抗炎特性合理选择，尽量选择具有抗炎效果的食物，减少促炎食物的摄入，这样才能减轻体内的慢性炎症。结合大部分人的饮食习惯，我们总结了选择食物时需要注意的地方。

食物多样，合理搭配

只有一日三餐食物多样，才有可能达到平衡膳食。条件许可的话，平均每天应该食用 12 种以上不同品种的食物，每周至少食用 25 种不同品种的食物，其中包括谷薯类食物 5 种，蔬菜和水果 10 种，动物性食物 5 种，大豆和坚果类 5 种。按一日三餐分配，早餐 3 ~ 5 种，午餐 4 ~ 6 种，晚餐 4 ~ 5 种，再加上零食 1 ~ 2 种。平衡膳食要以谷薯类食物为主，特别是全谷物和薯类，其含有丰富的碳水化合物，也是 B 族维生素、部分矿物质和膳食纤维的重要来源。同时，注意同类食物的互换是保持食物多样化的好方法，如红薯、马铃薯互换，牛肉、羊肉互换等。借助粗细粮、荤素及色彩搭配等形式实现食物品种的多样化和营养的均衡化。

重视食物的升糖指数

控制血糖，从选择食物开始。饮食可直接影响血糖水平，升糖指数是衡量食物引起餐后血糖反应的一项重要指标，对糖尿病患者的饮食指导具有重要意义。不同的食物升糖指数不同，通常把葡萄糖的升糖指数定为 100，升糖指数大于 70 为高升糖指数食物，进食后血糖快速到达高峰；升糖指数低于 55 为低升糖指数食物，进食后血糖升高缓慢，血糖波动小。日常生活中，高升糖指数食物包括：米饭、馒头、油条、南瓜、红薯、土豆、西瓜、荔枝等，低升糖指数食物包括：几乎所有的豆类和荞麦、黑米、粟米、藕粉、西梅、苹果、桃、葡萄、脱脂奶、乳糖、木糖醇、麦芽糖等。

少吃饱和脂肪酸含量高的食物

脂肪酸分为饱和脂肪酸和不饱和脂肪酸。其中动物油脂含饱和脂肪酸较多，植物油含不饱和脂肪酸较多。日常生活中，应该少吃肥牛、五花肉、西式快餐、油炸食品等含饱和脂肪酸较高的食物，因为这类食物中的饱和脂肪酸会促进身体炎症的发生和发展。反之，不饱和脂肪酸，尤其是 ω-3 脂肪酸，能起到抑制炎症发生和缓解炎症发展的作用，深海鱼类、植物油（如亚麻籽油、橄榄油、大豆油等）等食物中含有较多的 ω-3 脂肪酸。此外，值得注意的是，野生放养的家禽、家畜都比农场圈养的家禽、家畜含有更多的 ω-3 脂肪酸。

少吃零食，远离反式脂肪酸

我们接触到的反式脂肪酸多是不饱和脂肪酸发生氢化反应产生的。氢化植物油刚被发明出来的时候，深受食品生产商家和消费者的喜爱，氢化植物油比普通植物油更加稳定，呈固态，可以使食品外观更好看，而且口感松软。后来，人们意识到反式脂肪酸的诸多危害，比如，它会造成脂质代谢途径紊乱，从而导致多种炎症因子的水平升高，促进身体炎症的发生和发展。在购买加工食品时，一定要注意看食品配料表，一般包装上出现人造奶油、人造黄油、植脂末、植物奶油、氢化植物油、代可可脂等这样的字眼时，你就可以判定这样的食品很可能含有反式脂肪酸。

少吃加工肉类

与其他肉类相比，多数加工肉类含有较多高温烹调时产生的晚期糖基化终末产物。研究表明，晚期糖基化终末产物会引起炎症反应。常见的加工肉类有香肠、培根、火腿、烟熏肉和牛肉干等。除了加工肉类，煎、炸、熏、烤的食物也会含有脂肪氧化产物和晚期糖基化终末产物，这两种物质都是促炎物质。

戒掉高盐饮食

食盐作为不可或缺的调味料，被称为"百味之首"，但高盐饮食与高血压等心血管疾病关系密切，其危害不言而喻。因此，建议成年人每天的食盐摄入量不超过 5 g，食盐摄入过多时，人体可激活一种免疫细胞，产生过量促炎性细胞因子，激发炎症反应。一旦这种反应过度，就会破坏正常细胞，使机体功能和代谢发生紊乱，久而久之就会引发多种疾病。因此，为了健康，限盐!

总之，慢性炎症危害大，饮食调节窍门少。记住范志红老师提出的一个饮食原则：少精白，多杂粮；少肉类，多果蔬；戒甜饮，控油脂。如此坚持下去，才会远离炎症体质。

2.食物四分法: 健康饮食的最高机密

在英国，有一句谚语是"You are what you eat."，意思是说你吃进去什么食物，决定你拥有一个怎样的身体。可见，我们的饮食习惯与身体健康息息相关。

我国也有一句成语"病从口入"，意思是人们的许多疾病是吃出来的，说明健康与饮食的关系密切。从饮食量方面讲，饮食过少，不能满足身体代谢的需要，会造成营养不良和免疫力低下；饮食过量，营养过剩，会导致身体肥胖。从饮食搭配方面讲，碳水化合物和加工糖吃得太多，水果、蔬菜吃得太少，容易患糖尿病；油炸食物吃得太多，水果、蔬菜吃得太少，高血压和心脑血管疾病就会找上门来；煎炸食品吃得太多，而优质蛋白吃得太少，也是抑郁症的诱因之一。

　　陈俊旭博士在其《吃错了，当然生病！》一书中倡导的健康饮食方式是食物四分法，意思是每餐饮食中蔬菜、水果、富含蛋白质及富含碳水化合物的食物各占四分之一。其中碳水化合物类以营养价值较高的糙米、胚芽米和五谷米为最佳主食；水果方面，尽量吃当地应季的优质水果；蔬菜方面，不只吃绿色蔬菜，其他颜色，如黄、红、白、紫、橙都尽量吃到；蛋白质类可以吃鱼、瘦肉、豆、蛋，最好摄入动物蛋白和植物蛋白的比例为 5 : 5。陈博士认为"食物四分法"是当今最具指导意义的饮食准则，也是现代人健康饮食的最高法则。

　　其实，陈博士的"食物四分法"与我们素来提倡的荤素搭配饮食有异曲同工之妙。纵览世界上的天然食物，只有母乳可以满足婴儿所需的全部营养。要保证我们身体的各种营养需求，单一食物是不可取的。只吃肉不吃蔬菜，或者只吃素食都无法达到营养均衡，只有荤素搭配，才能保证身体吸收到平衡、全面的营养，这是健康长寿的前提。

不吃"碳水"会怎样？

　　"碳水"通常指食物中的主食以碳水化合物为主，即粳米、白面等，前段时间，"无碳水化合物瘦身法"深受女性朋友的欢迎，很多人开始了戒断碳水化合物之旅。然而真的戒断"碳水"，虽有一定的瘦身效果，但其他问题也出现了，有人脱发，有人月经失调，有人变得容易抑郁……《柳叶刀》的一项覆盖 43 万人、长达 25 年的研究表明，碳水化合物摄入过多或过少均会缩短预期寿命，其摄入量和预期寿命存在 U 形关系。殊不知，"碳水"是人体产生能量的三大营养素之一，是人体维持生命所需的重要能量来源，对人体健康起着非常重要的作用，其中葡萄糖是大脑唯一供能物质，如果摄入减少甚至没有，自然满足不了大脑的正常能量需求，就会造成不同程度的大脑损伤。研究人员认为，大多数情况下，盲目减少碳水化合物类主食摄入量，人们就会摄入更多的动物性蛋白质和脂肪，这会导致体内炎症增加，加速老化，这也是导致死亡风险上升的原因之一。

不吃果蔬会怎样？

新鲜的蔬菜和水果（简称果蔬）中含有大量维生素、微量元素等抗氧化剂，如维生素 C、维生素 E、类胡萝卜素、生物类黄酮及其他植物化学物质等。抗氧化就是抗炎、抗老化、抗癌化，如果长期不吃蔬菜水果，就会导致营养素不足、消化不良，加重体内炎症，造成免疫力低下的问题，不利于慢性疾病的康复。所以，我们应该保证食用充足的新鲜果蔬，占总饮食量的一半最好，如果条件不允许，适量补充抗氧化剂营养品也是可以的。

不吃肉类会怎样？

肉类食品能够提供人体所需要的蛋白质、脂肪、无机盐和维生素等，很多人为了减肥，把蔬食当成最佳的饮食方式，却忽略了蛋白质的作用——是人体修复组织损伤的重要原料。人体如果缺乏蛋白质，就无法维持正常的新陈代谢；长期缺乏蛋白质，还会导致生理机能无法正常运转，容易引起多种疾病，甚至早衰。提倡大家从营养均衡的角度摄取适量的肉类。

在慢性炎症的发生发展中，饮食因素是最容易控制的。从饮食健康做起，亡羊补牢，犹未为晚，及时纠正不良饮食习惯，坚持食物四分法准则，荤素搭配，均衡营养，就能有助于防止炎症的发生和发展，也有利于我们每天保持精力充沛和情绪稳定。

3.生机饮食

生机饮食及"生食"与"有机"的饮食。"生食"是指不加热、直接生吃的食物，"有机"是指不使用农药化肥种植的天然有机食材。

关于生机饮食，有很多种说法。其中广义的说法就是吃生的食物（不局限于素食）；狭义的说法是指在三餐中生吃利用有机耕种法、不使用化学肥料和农药栽种出来的果蔬。因为不使用化学肥料和农药，这些果蔬中所含的营养素大都没有被破坏，而且生吃比熟食能摄入更多的酵素、抗氧化剂、膳食纤维，且不会吃进许多未洗净的农药残留。

生机饮食的重点在于适合自己

生机饮食并不是一个新概念，它在欧美已经有至少一百年的历史了，历经伯查贝纳、葛森、普莱斯、肯顿等人的倡导，在近年来受到人们的广泛推广。演变至今，生机饮食还有偏向于摄入简单的果蔬汁的形式与方法，也有的将鱼、肉、蛋用清蒸或水煮的方式烹饪。

总的来说，现在的生机饮食更偏向于一种饮食方式，还原食物的最初面貌，适合生吃的则直接食用天然原味的新鲜食物，比如苹果、香蕉、梨等果蔬是要生吃才能保持完整维生素 C 与 B 族维生素等营养成分。适合熟食的则吃低温烹制后的食物，尽量少用或不使用调味料，比如熟番茄的茄红素就比生番茄高，豆类的蛋白质成分经煮熟后才能被人体吸收。

生吃和熟食方面，生机饮食不拘泥于一种形式，以人体能吸收最大化营养成分为准。而个体方面，并非每个人都适合生机饮食，果蔬中含有钾离子成分，以肾脏病患者来说，就不适合大量食用果蔬，以免因摄取过量钾离子，而导致高钾血症所带来的肌肉无力、心律不齐等问题；患有糖尿病、心肺疾病、肝炎或免疫功能不佳的人也不适合；容易胃胀气或是肠胃曾做过手术的人也要慎用生机饮食的方法。

说到底，生机饮食的重点在于，每个人在充分了解自己体质特性的基础上，选择对自己身体合适的食物，如此才能维持身心健康，保持身体活力。

生机饮食的利器——植化素

我们都听过或看过很多通过生机饮食，比如喝鲜榨果蔬汁，治愈过敏、高血压、心脑血管疾病，甚至癌症的案例。仿佛生机饮食有可治百病的魔法，其实生机饮食能调理体质，甚至辅助治疗疾病的原理非常简单，最关键之处在于生机饮食的利器——植化素。

所谓植化素，就是植物化学物质，属于抗氧化剂，其抗氧化效率是维生素 C 及维生素 E 的 18 ～ 50 倍。植化素普遍存在于谷物、豆类、蔬菜和水果等植物中，号称人体抗老化、抗疾病的营养明星，并对防癌、抗癌有明显功效。具体来说，植化素主要有五种生理功能：高效率抗氧化；激发体内解毒酶素的活性；提高人体免疫力；调节体内激素的分泌；抗炎、抗菌、抗病毒。

研究发现，大部分植化素基本都被包裹在有韧性的细胞壁内，大多分布在最粗的菜茎表皮、水果表皮或接近表皮的地方，正因为如此，牙齿咀嚼无法完全破坏植化素，它才能进入体内发挥作用。这也是生机饮食推荐带皮、籽生吃果蔬的重要原因。

各种颜色的果蔬有着不同的植化素，并因植化素的不同而有不同的特殊功能。所以，我们应该尽量摄取绿色、黄色、红色、蓝紫色和白色五种不同颜色的果蔬，保证身体健康与活力。

生机饮食从 3∶7 开始

如果你想将生机饮食融入日常生活中，可以先从饮食 3∶7 开始。这里的 3∶7 不仅包括熟食与生吃 3∶7，还包括肉类与果蔬 3∶7。这就很接近于地中海式饮食了。值得注意的是，这里的生食不局限于我们经常提到的生菜沙拉，生食涵盖的范围很广，比如天然发酵的泡菜、凉拌菜等都属于生食。

对于平时喜欢吃大鱼大肉的人们，这可能没那么容易，但即使有难度，也要努力做到。因为你的身体需要你做出这样的选择和行为。如果你能长期保持 3∶7 的饮食比例，身体的健康状况一定能有所改善。

Tips: **生机饮食中的精力汤**

专家建议避免早上直接饮用生冷的果蔬汁，应该先食用暖胃的热汤或热粥后再饮用。如果您还是担心生冷伤胃，可以在果蔬汁中加入 40℃ 左右的温水，还可以加入姜片、龙眼、芝麻等食材，这样的一杯精力汤既温暖又健康。

4.维生素C：抗炎先锋

20 世纪 30 年代，匈牙利的阿尔伯特·森特·吉尔吉等三人研究团队首次从柑橘中分离出维生素 C，并揭示了维生素 C 在治疗和预防坏血病中的作用，阿尔伯特因此获得诺贝尔奖，并被称为"维生素 C 之父"。从此，维生素 C 开始进入大众视野中。

人类需要补充维生素 C 的秘密

维生素 C 又称抗坏血酸，是烯醇式己糖酸内酯，分 L 型和 D 型两种异构体，但只有 L 型有生理功效，其结构中有不饱和的烯二醇，因此具有强还原性，可作为抗氧化剂。在自然界中，植物可以自行合成维生素 C，比如新鲜蔬菜和水果就富含维生素 C。久存的果蔬中抗坏血酸氧化酶能将维生素 C 氧化灭活为 2- 酮 -L- 古洛糖酸，因此维生素 C 含量会大量减少。

本来地球上绝大部分动物都可以把摄入体内的淀粉转化成维生素 C，只有人类、其他灵长类动物、豚鼠、食果性蝙蝠、红尾夜莺等动物体内，因 L- 古洛糖酸内酯氧化酶基因突变，无法合成 L- 古洛糖酸内酯氧化酶，因此不能自行合成维生素 C，必须通过进食新鲜果蔬等补充，食物消化后，维生素 C 主要在小肠上段吸收，通过主动转运进入血液循环，从而满足机体正常需要。

维生素 C 的天然来源

维生素 C 的天然来源有柑橘类水果、猕猴桃、杧果、番茄、绿叶蔬菜等。表 1 是根据《中国食物成分表（修正版）》整理的维生素 C 含量排名前 18 名，仅供参考。

表1　维生素C含量排名（100 g食物）

排名	食物	维生素含量/mg	排名	食物	维生素含量/mg
1	鲜枣	243	10	猕猴桃	62
2	小红辣椒	144	11	尖青辣椒	62
3	无核蜜枣	104	12	菜花	61
4	脱水大蒜	79	13	红菜薹	57

（续表）

排名	食物	维生素含量/mg	排名	食物	维生素含量/mg
5	白萝卜缨	77	14	汤菜	57
6	茎用芥菜	76	15	苦瓜	56
7	大叶芥菜	72	16	油菜	54
8	青椒	72	17	大山楂	53
9	番石榴	68	18	豆瓣菜	52

维生素 C 是一种抗氧化剂。在所有的抗氧化剂中，维生素 C 是食物含量最多、研究历史最悠久、实验研究最多、身体应用最广、最具代表性的一种。而且维生素 C 经常和自由基正面对抗，堪称抗炎症先锋。

维生素 C 抗炎主要通过其抗氧化作用。除抗氧化作用外，维生素 C 还有其他功效。

⊙ 维生素 C 可以抑制氧自由基形成

有实验研究发现，维生素 C 是人体血浆中最有效的水溶性自由基清除剂，它直接作用于水溶性自由基发生抗氧化作用，同时也间接还原脂溶性抗氧化剂维生素 E 来维持抗氧化作用。而且，维生素 C 抗氧自由基能力与剂量正相关，每个维生素 C 分子捕获的自由基的数量由分子浓度决定。大剂量维生素 C 可通过其有效清除自由基的抗脂质过氧化作用，有效减轻炎症。

⊙ 维生素 C 可以调节炎症因子抑制炎性介质浸润

目前，动物实验及临床试验已经证实，维生素 C 通过调节炎症因子产生及抑制炎性介质浸润来缓解炎症反应。

⊙ 维生素 C 可以抗内皮功能障碍

维生素 C 通过较多途径抗内皮功能障碍来减轻炎症反应，包括清除氧自由基及合成一氧化氮等。研究发现，维生素 C 能逆转冠心病患者血管内皮功能障碍。

⊙ 维生素 C 可以改善微循环

在生物体内，维生素 C 浓度比较高时，维生素 C 可作为氧自由基清除剂清除氧自由基，抑制炎症细胞释放超载化物自由基并提高谷胱甘肽过氧化物酶的活性，从而清除细胞内外的氧自由基，减轻自由基和脂质过氧化物的毒性作用，以改善微循环。

⊙ 维生素 C 可以改善微炎症状态

微炎症状态是一种低水平、持续的炎症状态，维生素 C 通过参与机体氧化应激与微炎症状态的反应过程，有效地改善机体各指标水平。

根据《中国居民膳食指南（2022）》推荐，机体在正常条件下，成人每日正常需要摄入维生素 C 的量是 100 mg。

当然，维生素 C 并非摄入越多越好，摄入太多维生素 C 可能会带来不良后果，其中一个副作用是增加草酸盐的分泌量，敏感的人很容易因此而患上肾结石。因此，有过肾结石病史的人应该避免服用维生素 C 营养品，只通过天然食物来获维生素 C 即可。

5.植化素：不可或缺的天然抗炎营养素

植化素，即植物化学物质，广义上是指植物的根、茎、叶、果实里面所有的化学物质，狭义上是指植物营养素。植化素是一种天然化合物，属于天然食物的色素，人体本身无法合成，必须从食物中获得。

过去认为，植化素只是使果蔬或其他植物五颜六色的天然色素，不是营养学家所定义的营养素。近年来，它们受到科学家、营养学家广泛研究。植化素不仅能提高免疫力、消除自由基、抗炎症、对抗癌症及预防多种疾病，同时还能辅助其他维生素发挥更大的效用。

五彩缤纷的植化素

天然果蔬中蕴含许多不同颜色不同种类的植化素，都是人体不可或缺的绝佳抗氧化剂来源。下面，我们根据不同颜色植物所含的主要植化素，来介绍一下植化素家族。

⊙ 绿色植物

植化素：主要是叶绿素，还含有芹菜素、叶黄素、类胡萝卜素、玉米黄质、吲哚等。

食物来源：菠菜、芹菜、九层塔、绿花椰菜、地瓜叶、小麦草汁、绿茶、奇异果、酪梨、番石榴等。

绿色果蔬中的植化素对人体有三大作用：①含有丰富的铁元素，能够促进血红蛋白合成，预防缺铁性贫血，还有解毒的作用，降低某些癌症的发病率；②维护健康的视力；③强壮骨骼及牙齿。

作用机理：叶绿素具有净血功能，更能将体内残余的农药与重金属分解并排出体外，叶绿素还有一定抗氧化作用，可延缓衰老。

⊙ 蓝紫色植物

植化素：主要是花青素、前花青素、槲皮素、酚类物质等。

食物来源：葡萄、蓝莓、紫色高丽菜、桑葚、茄子、紫色山药、海藻、黑木耳、香菇、黑豆、芝麻等。

蓝紫色植物中的植化素对人体的四大作用：①降低某些癌症的发病率；②保护泌尿道的健康；③防止记忆力退化；④延缓衰老。

作用机理：蓝紫色的天然植物都具有超级抗氧化能力，也就是说，蓝紫色食物最能保护身体免于自由基的伤害，让身体能保持最舒服、放松的状态。据国内外研究报道，花青素在体内的抗氧化及清除自由基的能力是维生素 E 的 50 倍、维生素 C 的 20 倍。除了清除自由基，还可以抗人体低密度脂蛋白的氧化、提高免疫力、抗辐射、预防高血压，同时保护动脉血管壁上的胶原蛋白，避免其遭破坏而变僵硬。

⊙ 白色植物

植化素：主要为硫化物，还有黄酮、木脂素等。

食物来源：山药、洋葱、葱、青葱、大蒜、白萝卜、高丽菜、白芝麻、白花椰菜、白马铃薯、菇菌类、水梨、柚子、香蕉、苦瓜等。

白色植物中的植化素对人体的四大功效：①降低某些癌症的发病率；②维护正常的胆固醇浓度；③维持心血管的健康；④维持血糖的正常浓度。

作用机理：白色植物含有丰富的硫化物、蛋白质、钙质等，担当着净化身体、对抗病菌的重要角色，也是重要的碳水化合物食物，有助于维护心脏健康，降低胆固醇，对呼吸系统也有很好的帮助，有利于排出体内有害物质，提高免疫力，降低罹患癌症的风险。

⊙ 黄色植物和橙色植物

植化素：主要是胡萝卜素、类生物黄碱素，还有玉米黄素、叶黄素、姜黄素、异黄酮、皂素等。

食物来源：胡萝卜、南瓜、地瓜、玉米、柠檬、柑橘、姜、菠萝、杧果、黄豆等。

黄色植物和橙色植物中的植化素对人体有五大功效：①降低某些癌症的发病率；②维护健康的视力；③维持心血管的健康；④保护免疫系统；⑤抗氧化、抗衰老。

作用机理：黄色植物的植化素对造血功能有帮助，同时也能改善消化系统，具有益气健脾、健脑益智、保护心血管、延缓皮肤老化、保护免疫系统的作用。橙色植物所含植化素可以减少与年龄相关的黄斑变性和患前列腺癌的风险，降低胆固醇和血压，促进胶原蛋白的形成保持关节健康，对抗有害的自由基，促进碱性平衡，修复受损的DNA。

⊙ 红色植物

植化素：主要是茄红素、辣椒素，还有鞣花酸、橙皮苷、前花青素、花青素、槲皮素、儿茶素等。

食物来源：红番茄、红洋葱、甜菜（红菜头）、樱桃、西瓜、红葡萄、草莓、蔓越莓、红色苹果皮、辣椒等。

红色果蔬中的植化素对人体有四大功效：①降低某些癌症的发病率；②保护心脏健康；③预防记忆力退化；④保护泌尿系统的健康。

作用机理：茄红素是所有类胡萝卜素中抗氧化能力最强的，它消除自由基或活性氧化物的能力是 β－胡萝卜素的 2 倍、维生素E的 10 倍。

已经有越来越多的营养学家及医学专家相信，部分植化素是人体最佳的抗氧化剂，天然色素可以起到防止老化、预防疾病的作用。在身体保养方面，多吃果蔬，可以媲美任何化妆品、保养品。

6.生物类黄酮：搭配维生素C效果更好

维生素 C 的发现者阿尔伯特从柑橘中分离出维生素 C 后，曾用百分之百人工合成的维生素 C 治疗坏血病，发现实际的治疗效果并不如天然的维生素 C。经研究发现，原来从柑橘中提取的维生素 C 是一种复合物，其他未知成分与维生素 C 协同作用，才得到更好的治疗效果。而这种未知成分就是生物类黄酮。

生物类黄酮亦称维生素 P，常与维生素 C 伴存，在自然界分布广泛，目前已知的此类化合物有 5000 余种，属植物次级代谢产物，是一组存在于蔬菜、水果、花和谷物中的天然色素，因多呈黄色而被称为生物类黄酮。

常见生物类黄酮

常见的生物类黄酮可被分为查尔酮、黄酮、黄酮醇、黄烷醇、黄烷酮、花青素及异黄酮等几类，它们均具有强大的抗氧化、清除自由基的能力。

⊙ **儿茶酚**

绿茶和红茶都含有多酚，它是强大的抗氧化物，所以，绿茶也有一定的预防癌症作用。尤其对不吸烟、不喝酒的人，绿茶会起到更有效的保护作用。绿茶中的生物类黄酮是一组儿茶酚物质，它们有一定的抗癌作用，且无副作用，一些在绿茶中的生物类黄酮消灭自由基的能力是维生素 E 的 25 倍、维生素 C 的 100 倍。茶叶中富含生物类黄酮类物质，首先，它们的抗氧化功能对保护心脏有非常积极的作用；其次，生物类黄酮物质也是一种温和的抗凝血药物，可防止血小板聚集起来阻塞动脉；第三，绿茶抗菌作用很强，可以杀死一些致病细菌，所以饭后一杯茶有助于预防蛀牙和牙龈疾病。

⊙ **槲皮素**

槲皮素被认为是单体最强劲的抗氧化生物类黄酮其主要膳食来源是洋葱，其他的包括番茄和花椰菜，绿茶中也有一些槲皮素，但是含量很少。槲皮素也有抗凝血功能，还可以保护低密度脂蛋白胆固醇不被氧化，从而防止动脉粥样硬化。

⊙ **大蒜中的生物类黄酮物质**

大蒜中有很多抗氧化剂，如各种生物类黄酮、维生素和矿物质，所以我们很难具体说是哪种生物类黄酮物质给予了大蒜这么强的抗氧化能力。只是大蒜整体的抗氧化效果非常好，是很多研究已经证实的，大蒜具有减少低密度脂蛋白的氧化，预防动脉粥样硬化的功能。在德国，大蒜补充剂通常用来治疗动脉粥样硬化。

⊙ **寡聚原花青素**

寡聚原花青素的抗氧化效果也很强大，是同量的维生素 E 和维生素 C 抗氧化剂的 50 倍。但是，这类物质在食物中含量很低，只存在于葡萄籽、浆果和一些松树的树皮中，所以，人体如果需要寡聚原花青素，则要额外摄入补充剂。寡聚原花青素可以非常有效地清除羟基自由基，防止脂质过氧化。它还可以增进血管壁的完整性，从而改善血液循环，良好的毛细血管循环对大脑、眼睛、手、脚等身体各个部位的健康都是很重要的。

⊙ **银杏黄酮**

银杏黄酮可以通过改善循环系统，来改善血液状况，从而大大改善输往大脑的血流，保护脑细胞不受氧化，提高记忆和思维功能。

在利用生物类黄酮时，应在了解其结构特性、来源的不同，以及应用目的后进行选择，切记不可一概而论。比如，在清除超氧阴离子自由基的功能方面：芦丁＞槲皮素＞桑色素＞橙皮苷，而在抑制油脂氧化能力上：槲皮素＞桑色素＞芦丁≈橙皮苷。

此外，近年来的一些研究发现，生物类黄酮还有许多新种类和生理作用，特别是清除自由基、抗癌及防癌的作用。

生物类黄酮 & 维生素 C 的绝佳搭档

在自然界中，你无法找到一种只含有维生素 C 但不含生物类黄酮的植物。所以，我们在服用维生素 C 的时候，如果模拟生物类黄酮＋维生素 C 的自然组合，效果一定会比单纯服用维生素 C 好。在临床上，生物类黄酮具有多种生物活性，搭配维生素应用已久。

在人体的天然抗氧化剂家族中，天然抗氧化剂协同作战，共同作用，类胡萝卜素溶于脂，维生素 C 和生物类黄酮溶于水，那么，类胡萝卜素可以消灭或减少体内脂肪中的自由基，而维生素 C 和生物类黄酮则能够抗击人体水中的自由基。

生物类黄酮广泛存在于众多果蔬中，因此，要补充足够的生物类黄酮，吃各种各样的蔬菜很重要。通过食用不同品种的蔬菜，你能得到已知和尚未发现的生物类黄酮，饮食中的生物类黄酮提供了一个很好的方式来保持你的高抗氧化水平，因此能够预防癌症、心脏病和其他伴随年龄增长产生的慢性疾病。吃水果需要注意的是，水果虽然营养丰富，却含有大量的果糖和葡萄糖，因此，吃水果的时候一定要权衡生物类黄酮和糖类的含量。

7.二十碳酸：亦敌亦友的必需脂肪酸

想要达到不使体内发炎失控、保持身体健康的目标，我们不仅要摄入含有抗氧化物的食物或营养品，还要注意吃到好油，少吃或避免氢化油和氧化油这样的坏油。油脂有好有坏，油脂中的脂肪酸亦是如此，只是不管好坏，都是人体必需的。

从二十碳酸的名称上来看，我们就能知道它指的是一些含有 20 个碳的必需脂肪。好的二十碳酸可以帮助身体对抗炎症，坏的二十碳酸则会在体内促进炎症的发生和发展。当然，这里的"好坏"只是为了让我们更好理解亦敌亦友的二十碳酸，并非绝对的好与坏。

为什么坏的二十碳酸也是人体必需？

炎症是机体对于刺激的一种防御反应，通常情况下，炎症是有益的，是人体的自动防御反应，身体需要发炎的时候就会发炎，而促进炎症发生和发展的"坏的二十碳酸"自然也是人体必需的脂肪酸了。但是，有的时候，炎症也是有害的，例如对人体自身组织的攻击、发生在透明组织的炎症等等，这种情况下，促进炎症发生和发展的"坏的二十碳酸"就真的是坏的了。

不管好与坏，二十碳酸都是人体无法自行制造的，所以，人体必须通过摄取含有二十碳酸的食物来获得二十碳酸。

常见的二十碳酸

根据分子结构，我们可以将常见的二十碳酸分为 ω-3 脂肪酸、ω-6 脂肪酸和 ω-9 脂肪酸。

⊙ ω-3 脂肪酸

ω-3 脂肪酸包括 α-亚麻酸（ALA）、二十碳五烯酸（EPA）、二十二碳六烯酸（DHA）三种。ω-3 脂肪酸在人体内起着促进神经发育、调节炎症反应等重要生理作用，是人类膳食中必不可少的营养成分，可以有效预防心脑血管疾病和肿瘤等。

经研究分析发现，在 ALA 含量上，植物性食物和动物性食物并无显著差异，豆类、坚果类食物中含量较多，比如大豆、核桃、亚麻籽和奇亚籽等。而在 EPA 和 DHA 含量上，动物性食物高于植物性食物，多存在于鱼类、海豹、母乳中；植物性食物中，除发菜、琼脂、海带、石花菜、辣椒、青椒、藜麦等食物外，均不含 EPA 或 DHA。

⊙ ω-6 脂肪酸

ω-6 脂肪酸在人体内也是至关重要的。在胆固醇代谢中，胆固醇正常运转和代谢的条件就是必须与 ω-6 脂肪酸的亚油酸结合。人脑中的不饱和脂肪酸分为 50% ω-6 脂肪酸和 50% ω-3 脂肪酸。

ω-6 脂肪酸的花生四烯酸广泛存在于陆地动物的脂肪里，其所产生的前列腺素，是人体许多生命功能所必需的激素类化学物质，却也是促进发炎的物质。所以，对于身体容易发炎且炎症反应比较强烈的人来说，应该少吃花生四烯酸，也就是说，少吃鸡肉、鸭肉、牛肉、猪肉等陆地动物的肉，及时补充亚麻籽油和鱼油等。

⊙ ω-9 脂肪酸

ω-9 脂肪酸即油酸，它与 ω-3、ω-6 最大的不同就是：ω-3 脂肪酸、ω-6 脂肪酸都是必需脂肪酸，因为身体不能自行产生，所以只能通过饮食或营养品获得。但 ω-9 脂肪酸实际上并非真正必需的脂肪酸，因为人体自身可以少量产生，但其自行生产的条件只能是在体内存在其他必需脂肪酸。

尽管 ω-3、ω-6 脂肪酸比 ω-9 脂肪酸有更多好处，但是人体没有 ω-9 脂肪酸也不行，因为 ω-9 脂肪酸对预防心血管和中风等疾病很重要，被认为是一种可以降低胆固醇和促进免疫系统健康的脂肪酸。

现代人之所以有这么多炎症引起的疾病，一个主要原因是油炸食品和反式脂肪酸吃得太多，新鲜果蔬吃得少，还有一个原因是饮食中 ω-3 脂肪酸与 ω-6 脂肪酸比例失调。一般建议，当身体的 ω-3 脂肪酸与 ω-6 脂肪酸的含量比为 4∶1，身体才会处于一个健康平衡的状态。

8.天然硫辛酸：效果最强的天然抗氧化剂

在天然抗氧化剂中，维生素 C 是水溶性的，维生素 E 则是脂溶性的，只有硫辛酸是脂溶性和水溶性兼具的非营养性抗氧化剂，易被机体吸收，且能分布到机体的各部位发挥作用，甚至能透过血脑屏障，保护机体免受氧化损伤。

天然硫辛酸——万能抗氧化剂

硫辛酸是属于 B 族维生素的一类化合物，α-硫辛酸是硫辛酸的氧化型，二氢硫辛酸是硫辛酸的还原型。二者在体内协同作用，是已知天然抗氧剂中效果最强的，其抗氧化能力是维生素 E 和维生素 C 联合能力的 400多倍，被誉为"万能抗氧剂"。

生物体内过量活性氧的清除必须靠各种抗氧化剂的共同参与，α-硫辛酸和二氢硫辛酸能再生其他抗氧化剂，如维生素 C、谷胱甘肽、辅酶 Q、维生素 E 等。也就是说，当维生素 C、谷胱甘肽、辅酶 Q、维生素 E 等因为参与身体的抗氧化反应而变少，后续没有补充时，硫辛酸可以还原这些被氧化的抗氧化剂，让它们再生。这样机体的抗氧化剂就形成了一个网状系统，能更好地发挥作用。正因为如此，硫辛酸被称为"抗氧化剂中的抗氧化剂"，足以说明它在人体抗氧化系统中的重要性。

这也解释了为什么有人明明吃果蔬很少却也活得很健康。因为他体内有足够的硫辛酸，不必摄取大量维生素 C，硫辛酸可以不断还原再生维生素 C，所以，即使很少吃果蔬，他也能维持健康。

正常情况下，人体能够从脂肪酸和半胱氨酸中合成 α-硫辛酸，但数量有限。α-硫辛酸是一种条件必需营养素，它的性质决定其易被破坏与消耗，随着年龄的增加其生物合成能力会降低。α-硫辛酸极易被组织吸收、代谢和排泄。

植物中硫辛酸含量最高的是菠菜，其次是西蓝花和番茄，再次是豌豆、甘蓝和米糠；动物中硫辛酸含量较高的是肾脏和肝脏。

硫辛酸的神奇功效

硫辛酸因其抗炎功能和极强的抗氧化功能，且极易被组织吸收、代谢和排泄，故在临床研究中被广泛应用。其神奇功效主要有以下四点。

⊙ 预防和治疗脑血管疾病

硫辛酸主要通过抗氧化、抗炎和抗凋亡来缓解各类心、脑血管疾病。比如脑中风，脑中风主要是由于脑细胞缺氧而造成伤害。伯克利大学的派克实验室证明，注射硫辛酸可以将脑中风的死亡率降低55%。一般情况下，绝大多数药物都无法穿越大脑的血脑屏障作用于脑细胞，但是硫辛酸可以，而且硫辛酸可以还原脑细胞中的谷胱甘肽，充分发挥其抗氧化、抗炎的强大力量。

⊙ 治疗和缓解糖尿病，防止退化性病变

爱因斯坦医学院糖尿病研究中心布朗利博士提出的"糖尿病并发症的共同机制"学说认为，血管内皮细胞的损伤是糖尿病并发症机制中关键性的第一步，氧化应激可能是糖尿病并发症发生的共同机制。多项研究表明，硫辛酸可以改善各类因素导致的血管内皮的氧化损伤。内皮祖细胞是血管内皮的前体细胞。经硫辛酸治疗后初诊2型糖尿病患者的内皮祖细胞数量显著增加；超氧化物歧化酶、谷胱甘肽过氧物酶活性增加，丙二醛、8-羟基脱氧鸟苷含量减低。

糖尿病患者血糖升高失控，会产生不可逆的晚期糖基化终末产物。这种蛋白质糖化的现象，如果发生在血管末梢，沉积在血管壁上，可促进血管的硬化和脆化，加速动脉硬化的过程，最终可能会导致失明、截肢、肾衰竭等严重后果；如果发生在眼睛，可能会导致白内障或夜盲；如果发生在冠状动脉的胶原蛋白上，可能会导致心脏病发作；如果发生在关节软骨或韧带的胶原蛋白上，就会导致关节炎。每天服用硫辛酸600 mg，可以防止退化性病变的发生。

⊙ **抗衰老功能**

自由基诱导的氧化损伤，长期以来都是导致衰老发生的重要原因之一，自由基能造成蛋白质及脂类氧化、DNA 损伤及线粒体功能下降，最终导致细胞死亡和组织伤害。随着年龄的增长，自由基水平会显著增高，而机体抗氧化防御体系则不断下降，过多的自由基会加速身体器官组织的老化。伯克利大学的 Bruce Ames 发现，服用硫辛酸和乙酰肉碱可以促进线粒体的葡萄糖代谢循环、提升线粒体制造能量水平，有效抗衰老。另外，硫辛酸还能启动细胞的修复机制，特别是能使肌肉恢复活力。

⊙ **预防和治疗肝部疾病**

硫辛酸多存在于肝脏、肾脏和心脏中，作为 α - 酮酸的氧化脱酸酶的辅酶参与氧化脱羧反应，可预防和治疗急性肝炎、肝硬化、脂肪肝等肝脏疾病，而且对于治疗肝病引起的营养代谢失调等也很有效果。

9.酵素：服用方法需注意

食用酵素是指利用新鲜的果蔬、谷物、药食同源的中药和食用菌等天然食材，经过压榨、浓缩、萃取等步骤提取所需成分，再利用酵母菌、乳酸菌等的发酵作用，获得可食用的混合发酵液。酵素中富含原料中一系列重要的生物活性物质，如酶类、多酚类、类黄酮等物质，同时保留了原料中的糖类、无机盐、矿物质和维生素等营养成分。

有研究证明，酵素富含多种酶类，如超氧化物歧化酶、蛋白酶、脂肪酶等，可发挥抗菌、抑菌、提高机体免疫力、清除体内多余的自由基、防止细胞过早衰老和改善高脂血症及其引起的并发症等作用。

酵素营养品分类

目前，市面上常用的酵素营养品主要包含四种，分别为蛋白酵素、脂肪酵素、淀粉酵素、纤维素酵素等。

⊙ **蛋白酵素**

简单来说，蛋白酵素是一种由氨基酸组成的特殊活性物质，存在于很多的动植物体内。蛋白酵素可以维持人们的正常身体机能，还能清除血液垃圾以净化血液，修复已经受损的身体细胞，提高机体免疫力。最重要的是，蛋白酵素还有杀菌消炎的作用，可以帮助消除体内的炎症。

⊙ **脂肪酵素**

脂肪酵素提取自百余种天然植物，是人体脂肪代谢过程中所必需的一种重要的活性物质。脂肪酵素将身体内的脂肪垃圾及时排出体外，不仅可以达到瘦身的作用，还能防止因脂肪堆积引起的胆固醇过高及动脉硬化等疾病。

⊙ **淀粉酵素**

淀粉酵素是水解淀粉和糖类的酶类总称，根据酶水解产物异构类型的不同可分为 α- 淀粉酵素与 β- 淀粉酵素等，存在于动物、植物及微生物中。淀粉酵素能直接在体内分解淀粉，使其变为易于吸收的糊精与麦芽糖，促进胃肠道的消化作用。淀粉酵素分解淀粉的作用在微酸性环境中最强。

⊙ **纤维素酵素**

纤维素酵素是降解纤维素生成葡萄糖的一组酶的总称，它不是单体酶，而是起协同作用的多组分酶系，是一种复合酵素，主要由外切 β- 葡聚糖酶、内切 β- 葡聚糖酶和 β- 葡糖苷酶等组成，还有很高活力的木聚糖酶。纤维素酵素在提高纤维素、半纤维素分解的同时，可促进果蔬细胞壁的溶解，使更多的植物细胞内容物溶解出来，并能将不易消化的大分子多糖、蛋白质和脂类降解成小分子物质，有利于胃肠道的消化吸收。

酵素的服用方法

很多人不知道，同样的酵素，服用的时间不同，最终达成的功效也大不相同。

对于消化不良的人，如果想要服用酵素促进消化道的消化功能，就要在用餐时或餐后半小时以内服用蛋白酵素、脂肪酵素、淀粉酵素三种酵素，这三种酵素组成的综合酵素可以弥补体内胃、肠、胰、肝等分泌消化酶的不足，促进食物中蛋白质、脂肪、淀粉的分解和消化。

对于容易发炎失控的人，如果想要抗炎，就要在两餐之间的空当时间服用蛋白酵素和脂肪酵素。空腹的时候服用酵素，胃肠里没有需要分解的食物，服下去的酵素就会很快被吸收到血液循环中，然后酵素可以分解血管里面的发炎介质、代谢废物、不良脂肪酸等。

其实在自然医学疗法中，空腹服用酵素是一种常用的抗炎疗法，它可以协同抗氧化剂、ω-3脂肪酸和抗炎药物发挥作用，可以将抗氧化和抗炎效果发挥到最大化。

10.富氢水：无副作用的抗氧化物

据卫生部（现为卫健委）和科技部联手完成的我国第三次居民死亡调查报告显示，癌症已经成为农村居民主要的死因之一，而癌症村形成的主要原因之一就是水污染。被污染的水对人体健康所造成的直接或间接的危害是一个漫长、潜移默化的过程，很容易被人们忽视。

真的有抗氧化的好水吗？

相信我们都听说过国内外的长寿村，还吸引很多人前去探索长寿村人长寿的奥秘。其实，好水、好空气绝对是长寿的标配。健康、天然的好水可提高人体免疫力，有利于促进细胞新陈代谢，提高人体的抗病能力。而这种所谓的"好水"就是含有一定浓度氢气的水，叫作富氢水。

氢气是一种有效的自由基清除剂。其实，在哺乳动物体内，未消化的食物在肠道厌氧菌的作用下会发酵产生内源性氢气，但是氢气与血红蛋白的结合力远小于氧气，不能被人体大量吸收，只能通过血液循环到达肺部，最后随呼吸排出。所以，长久以来，氢气并未引起研究人员的重视。直到 1975 年，美国贝勒大学的马尔科姆·多尔及其同事发现氢气可消退皮肤肿瘤，氢气对疾病的治疗作用才逐渐被认识和接受。又因为氢气易燃、易爆的特点，所以，只有在配备专门的设备和技术人员的医院才能实施氢气治疗。

富氢水是将一定浓度的氢气溶于水中制成的，氢气具有较好的抗氧化和抗炎活性，且富氢水具有无色、无味、分子小，以及安全无副作用等诸多优点，它能选择性地中和活性氧中毒性最强的羟自由基，对氧化应激相关的疾病或炎症起到了治疗效果。近年来，富氢水在临床上的应用引起关注。研究表明，富氢水可减轻缺血、缺氧性脑组织氧化应激反应、心脏缺血再灌注损伤、肠缺血再灌注损伤、急性胰腺炎等多种炎性症状等。

普通人也可以喝到或用到富氢水吗？

氢气是一种无色无味且密度小于空气的双原子气体分子，难溶于水，实验中收集氢气的方法就是用排水法来进行收集。所以，开始富氢水制备的技术难题主要是如何保持水中相对较高且稳定的含氢量。2009年，日本率先攻克了氢难溶于水的技术难题，生产出安全高效的饱和氢水，也称之为富氢水。

目前，富氢水已在美白、疾病治疗、生活饮用水等领域广泛应用。我国的富氢水是通过国内的纳米气液混合技术生成的，该技术采用物理方法使水分子均匀地包裹氢分子，从而使氢气和水形成某种稳定的状态，攻克了氢气在水中难以富集和稳定的难题，所得到的富氢水中氢气浓度高，稳定性好。

随着富氢水制备技术的发展，我们可以直接饮用富氢水，也可以利用制氢棒，简单且有效地将普通饮用水直接转变为可以饮用的富氢水，还有富氢水机、富氢水杯等应运而生。普通人喝到或用到富氢水变得简单便利很多。

被误解的
生活小常识

中医说果蔬汁太寒，不能多喝？

维生素C简史

维生素C拥有"七抗作用"

......

知道了饮食习惯对炎症的重要性之后，
了解饮食方式背后的一些小常识，消除某些固有的错误
认知和观念，有助于我们理解重要的饮食方式或原则，
并运用到实际生活中，保持身体健康。

1.中医说果蔬汁太寒，不能多喝？

在第一章的生机饮食中，我们已经了解到果蔬汁的多种功效，每天一杯果蔬汁可以抗炎、抗衰老、防癌、提高和活化肝脏的解毒功能等。大致懂养生的人应该都有一个疑问：果蔬汁的好处这么多，但是中医却讲果蔬汁太寒，不能多喝，甚至禁止喝。那么，果蔬汁到底可不可以喝？可以喝的话应该怎么喝对身体最好？

根据体质正确搭配果蔬汁

在中医理论中，人的体质有寒性和热性之分，食物也有寒性和热性之分，所以，在食物的选择上应该有所禁忌。

寒性体质的人不是不可以喝果蔬汁，只是需要特别注意果蔬的搭配，要选择热性的食物制作果蔬汁，比如荔枝、龙眼、桃子等水果搭配南瓜等蔬菜。而热性体质的人可以选择寒性的水果与蔬菜搭配制作。

所以，适合自己的才是最好的。不管你是什么体质，在喝之前，都要充分了解食物的性质，选择适合自己的果蔬，这样才能充分发挥果蔬的功效，达到养生健身的目的。而且，多种果蔬搭配，还可以人为地补充多种营养素。

喝果蔬汁应当注意的问题

我们要怎么喝果蔬汁呢？应该注意哪些问题呢？加拿大华裔营养咨询师、榨汁养生专家兼健康教练莎拉·汀莎拉的很多实践方法和理念，都值得我们借鉴。

⊙ 鲜榨果蔬汁最好

众所周知，新鲜的果蔬营养价值是最高的，可是如果放置时间过长或者没有得到妥善保存，营养价值也会逐渐降低，甚至营养成分会被完全破坏。所以，果蔬汁还是鲜榨的好。最好选择新鲜果蔬，如果可以的话，选择有机产品或自己栽种一些果蔬，避免农药污染，营养价值会更高。

⊙ 餐前是喝果蔬汁的最佳时间

因为餐前空腹状态时喝果蔬汁，人体对营养的吸收率最高。尤其是早上空腹时喝一杯果蔬汁，不仅可以摄取一天所需的营养，还可以健胃整肠，价值最高。相反，睡觉之前不宜喝果蔬汁，会增加肾脏的负担，不利于身体健康。果蔬汁榨好后，最好在 15 ~ 30 分钟内饮用，防止营养损失。此外，保存了一段时间的果蔬汁，需要先摇晃均匀后再饮用。

⊙ 咀嚼榨汁机比高速离心榨汁机更好

很多家庭的榨汁方法是先切好水果再使用高速旋转的离心榨汁机榨汁。然而这种榨汁方法，只提取水分，无法提取果蔬渣内的各种营养素。因为高速旋转会使果蔬内的正负离子快速交换，导致果蔬汁中的营养素快速氧化、流失。对比之下，用咀嚼榨汁机榨取果蔬汁更好，不仅可以降低果蔬汁的氧化，还可以防止营养素分离。

⊙ 去除果蔬中残留农药的方法

有些果蔬榨汁前需要去皮，也有些果蔬连皮摄入更好，这类果蔬可以先在盐水里泡几分钟，再用水冲洗，去除农药残留。此外，也可以选择在果蔬表面撒上面粉或苏打粉，这样农药残留物可以附在粉末上，然后再用水清洗。除了这些方法，使用果蔬专用清洗剂清洗果蔬也是很好的方法。

⊙ 选对方法保存果蔬汁

比起其他固体食物，果蔬消化更快，如果果蔬汁放置太久，会因为接触到空气、阳光而逐渐丧失养分。非必要的情况下，不建议储存果蔬汁，榨取适量的果蔬汁最好，不要剩下再想办法保存。然而，如果一定要保存几天分量的果蔬汁，就把它储存在不透明的密封容器中，然后放入冰箱 7 ℃以下冷藏保存。一般情况下，果蔬汁可保存 5~7 天。

⊙ 果蔬汁中不要加糖

因为很多果蔬汁口味并没有传统饮料好喝，很多人会采取加糖的方法调和口感。但是，果蔬汁中的糖分解时，会消耗很多的维生素 B_1 与维生素 B_2，造成果蔬汁养分流失。如果你觉得榨出来的果蔬汁不可口，可以适当加些柠檬汁、纯蜂蜜等。味道太浓的话，则可以加入矿泉水稀释。

⊙ 果蔬汁慢慢喝会更好

在喝果蔬汁时，不要像喝饮料那样大口大口地喝。最好的方法是慢慢喝，让喝进的果蔬汁与口腔唾液混合后再喝下，这样有利于果蔬汁内的营养被人体充分吸收。

2.维生素C简史

说起维生素 C，大家应该都不陌生，它是我们维持生命和保持身体健康的必需品，我们也可以通过饮食轻而易举地补充维生素 C。殊不知，从人见人怕的坏血病到维生素 C 的问世，人类走过了漫长的道路。

坏血病——大航海时代的海上凶神

维生素 C 最为著名的用途是治疗坏血病,这也是维生素 C 学名被叫作抗坏血酸的原因。关于坏血病的记载可以追溯到零星分散的古籍中。据考证,古希腊哲学家希波克拉底的著作中曾记录过坏血病,但是,因为当时的人们对疾病认识有限,就把这种病归入了"瘟疫"一类。

到了大航海时代,坏血病成为人们眼中恐怖的夺命瘟神,甚至因为流行于海员之间而成为水手们的噩梦,一度被称为"海上凶神"。患坏血病后,起初,患者的脸色由苍白变成微黄或发黑,牙龈出血,嘴巴里有难闻的臭味,腿上出现斑点。接着,皮肤由黄变紫,全身关节疼痛,皮下出血,小便带脓。最后会变得呼吸困难,牙齿脱落,腿和腹部肿胀,两脚麻木,大便秘结,甚至连骨头都肿起来。患者往往因受不住深入骨髓的痛苦而自杀。而就算能强忍剧痛,也还是会因大量出血而死。

现在我们知道了,长期生活在海上的水手们患坏血病的原因就是长期吃不到新鲜的蔬菜和水果,体内缺乏维生素 C。在胶原蛋白合成的过程中,多肽链中脯氨酸和赖氨酸分别在胶原脯氨酸羟化酶和胶原赖氨酸羟化酶催化下生成羟脯氨酸和羟赖氨酸残基,而维生素 C 正是羟化酶的辅助因子。当人体缺乏维生素 C 时,胶原蛋白合成产生障碍,毛细血管壁变脆,容易破裂出血,这就是坏血病。但是,当时的人们并不知道这些。

据估算,欧洲各国在几百年的时间里累计有 200 多万海军士兵死于这个怪病。

漫长艰难的发现过程

1593 年,理查德·哈金斯爵士曾记载过用柠檬汁治疗坏血病的方法:旗舰船上的船员在出现坏血病的症状时,每天清晨喝 3 满匙的柠檬汁。当船队到达南非好望角时，船队中很多人都患了坏血病，全队 424 人中有 105 人死于坏血病，而旗舰船上的人员无一死亡。1639 年，东印度公司的医师总结出这个经验，但因为当时人们根本没有认识到这是由于缺乏营养所致的疾病，这种方法没有得到重视和推广。

英国海军医官詹姆斯·林德一直致力于攻克坏血病，在翻阅了不少古籍之后，林德得出结论：适当的饮食可以防止坏血病。于是他做了著名的对照实验。他设计了 6 个小组，2 位患者每天吃 2 个橘子和 1 个柠檬，2 位患者喝苹果汁，其他患者喝很稀的硫酸、酸醋、海水或是一些其他当时人们认为可以治疗坏血病的药物。1 周之后，只有吃柠檬和橘子的两位患者完全恢复了健康，喝苹果汁的 2 位患者好转，其他患者病情依然没有变化。林德深受实验结果鼓舞，呼吁英国海军在水手的伙食中增加这类果汁，同时继续研究，1753 年出版了《坏血病大全》一书。但是，海军当局并不同意林德的看法，这种方法并未推广开来。

虽然海军并未推广林德的建议，但是有很多有远见的海军军官或航海家同意林德的理论并力推林德的方法，英国海军部通令每个海军官兵每天必须饮用 3/4 盎司（约 21 克）柠檬汁。于是，英国人战胜了坏血病，海军实力大涨，成为海上霸主，造就了威震八方的日不落帝国。

此后的维生素 C 发现之旅就从海军的手中转到生物化学科研人员手中，直到 20 世纪 30 年代，匈牙利的阿尔伯特等三人研究团队首次从柑橘中分离出维生素 C，并揭示了维生素 C 在治疗和预防坏血病中的作用，阿尔伯特因此获得诺贝尔奖，并被称为"维生素 C 之父"。

回顾人类发现维生素 C 的历史，相信你一定进一步了解了维生素 C 的重要性。即使你不爱吃果蔬，也请一定要每天都吃一些，均衡饮食，才不枉前人前赴后继的智慧和心血，更不负你的生命。

3.维生素C拥有"七抗作用"

维生素C的作用和好处有很多，总体来说，维生素C在免疫系统方面有抗炎、抗氧化、抗老化、抗癌、抗过敏、抗细菌、抗病毒七项强大的功能。

抗炎

维生素C抑制炎症主要是通过它的抗氧化作用。《临床营养学》中提到，维生素C抗炎的基础是抑制白细胞的髓过氧化物酶，提高白细胞的活性，减少感染的发作。而且，对维生素C缺乏所呈现的B细胞比率增加、T细胞减少的现象，给予维生素C可恢复正常。此外，维生素C可以强化结缔组织，保护细胞膜，让身体组织结构不容易受损伤，即使受伤也很容易修复，可以很好地发挥抗炎作用。

抗氧化

维生素C是体内最常见、最普遍的氧化剂。因为它的水溶性特性，维生素C可以作为电子供体直接清除活性氧，中和自由基，避免自由基去氧化身体细胞或组织。正因为如此，维生素C常被视为细胞外液中主要的抗氧化物质。

抗老化

总的来说，身体的发炎、氧化和老化是有密切联系的。一旦自由基太多或体内发炎，细胞膜和细胞内的DNA就很容易发生氧化反应，氧化反应发生的结局就是细胞受到损伤或死亡，这样身体就会加速老化，有的甚至早衰。此外，就女性朋友比较在意的皮肤状态来说，维生素 C 可以抑制黑色素的合成。长期口服维生素 C 可以起到美白及延缓皮肤衰老的作用。

抗癌

其实，发炎、氧化、老化、癌化四者之间是环环相扣的。如果发生炎症或氧化反应，细胞内的 DNA 容易被氧化，发生突变，细胞就有癌化的可能。人体代谢可产生氧自由基，许多癌症的发生都是由于氧自由基损伤 DNA 造成的。尽管其中大部分损伤可以修复，但仍有一些被氧化的碱基留在 DNA 中，这些氧化反应的产物足以产生影响力很大的基因突变。维生素 C 可以和氧自由基结合发生还原反应，清除有害的氧自由基，保护细胞的 DNA 免受氧化损伤。

抗过敏

过敏实际上就是一种慢性发炎，主要是由于肥大细胞不稳定，分泌组胺等物质造成。维生素 C 是一种天然的抗组胺剂（抗过敏药的主要成分），可以稳定肥大细胞的细胞膜，促进组胺分解，抚平过敏反应，逆转慢性发炎的局面。英国一项研究表明，每周吃 5 个苹果，可减轻由过敏所引起的呼吸困难。

抗细菌、抗病毒

维生素 C 的抗细菌、抗病毒作用虽然还不清楚，但在传染病史上，维生素 C 一直都是不可忽略的存在，甚至是一个不折不扣的明星。究竟维生素 C 是怎么对抗细菌、病毒感染的呢？首先，很多细菌、病毒会引起过度自体免疫反应，导致大量的自由基产生，引起器官损伤，维生素 C 有抗氧化的功效，还可以清除自由基；其次，维生素 C 可以促进胶原蛋白的形成，可以维护皮肤和黏膜的完整性，能变相降低细菌或病毒的感染率，很早就有研究发现，维生素 C 对改善肺炎症状非常有效；第三，维生素 C 可以提高人体免疫力，白细胞中的维生素 C 水平是血浆中的几十倍，这就表明维生素 C 在这些免疫细胞中可能起到功能性作用，而且在实验研究中，维生素 C 已经显示出影响吞噬细胞功能、干扰素的产生、病毒复制和 T 淋巴细胞的成熟等功效。

维生素 C 的确有很多功效，被赋予但不局限于这"七抗"的范围。补充维生素 C 是必要的，但是一味指望通过多吃多喝来补充维生素 C 来提高免疫力是不可行的。提高免疫力，提高身体的抗炎或过敏、抗氧化、抗老化、抗癌能力的关键，还在于坚持均衡饮食和适量运动。

4.需要补充营养品胶原蛋白吗？

人们常用"满满的胶原蛋白"来形容十七八岁青少年皮肤的年轻状态。女性朋友们对胶原蛋白营养品的热情一直只增不减。不管是银耳、燕窝等天然食材，还是市面上眼花缭乱的各种胶原蛋白营养品，都广受青睐。

原来胶原蛋白一直在流失

胶原蛋白是一种白色、无支链的纤维状蛋白，是细胞外间质蛋白质的主要成分，占人体总蛋白质的 25% ~ 30%，广泛分布于皮肤、骨骼、肌腱、角膜、软骨等组织中，对机体和脏器起着支撑和保护等作用。胶原蛋白特殊的结构性质使其具备低免疫原性，可以促进细胞增长和组织修复，并且具有比高分子合成材料更高的生物相容性和生物可降解性，被广泛应用于食品、保健品、化妆品、医疗等行业，市场需求也不断增加。

人体的衰老过程其实就是伴随胶原蛋白的流失过程，随着年纪的增长，人体内的胶原蛋白合成速度远跟不上代谢速度。有报道显示，从 25 岁起，人体胶原蛋白每年以 1.5% 的速率开始流失；45 岁时，流失的胶原蛋白含量约为 30%。当体内胶原蛋白的生物合成发生反常或因其他原因引起变异时，胶原蛋白的流失速度更为惊人，且当胶原蛋白不足时，人体的结缔组织和内脏器官均会受到不利影响。因而，很有必要及时补充外源性胶原蛋白来对抗机体胶原蛋白的自然流失。

补充外源性胶原蛋白不如补足维生素 C

目前人体补充胶原蛋白主要有几种方式，其一，食用猪蹄、肉皮等富含胶原蛋白的食物；其二，皮下注射胶原蛋白美容针；其三，口服胶原蛋白。

直接食用富含胶原蛋白的食物生物利用度低，注射美容胶原蛋白的成本又较高，口服胶原蛋白虽然成本低，但效果因人而异，且受到很多因素影响，也不能百分之百保证会被人体很好地吸收利用。其实身体只要有足够的维生素 C，自己就会制造胶原蛋白，与其盲目补充外源性胶原蛋白，不如补足维生素 C。

维生素 C 有一个很重要的功效，那就是增强胶原蛋白的合成。维生素 C 是胶原蛋白合成过程中所需的脯氨酰羟化酶（稳定胶原蛋白分子）和赖氨酰羟化酶（产生结构强度交联）两种酶的必要辅助因子。通过增强胶原蛋白的合成，维生素 C 具有抗衰老作用。

如果你想要通过补充外源性胶原蛋白来强化结缔组织，想要皮肤变得滋润白皙，想要肌肤更年轻态、富有弹力，补充维生素 C 即可。

5.大量补充高质量维生素C，不良反应就是腹泻！

如今，很多人都已经知道了维生素 C 的作用和功效，所以会有意识地服用维生素 C。不仅一些中老年人喜欢经常或长期服用，年轻人也会没事就泡一个维生素 C 泡腾片，泡在水里当酸酸甜甜的饮料喝，很多家长也是用这种方式喂孩子喝水。

大家都认为维生素 C 既可以预防感冒，又可以美容养颜，而且市面上的维生素 C 保健品口感很好，却没有人真正了解维生素 C，也没有人知道自己的身体是否适合服用大剂量维生素 C。

就中国人群体总体需求来说，推荐每天摄入维生素 C 的量为 100～130 mg。其实，对于一般的成年人来说，每天摄入 50 mg 的维生素 C 就可以满足我们正常的生理需要。我们正常饮食中的果蔬所含的维生素 C 就能满足我们每天 50 mg 维生素 C 的需求，无须额外进补。

其次，多少算大剂量的维生素 C 呢？像 100 mg、200 mg、250 mg 这些都属于小剂量维生素 C，可以作为日常需求的补充。那么，超过 1 g 即 1000 mg 的维生素 C 就可以被称为大剂量了。在购买维生素 C 片或泡腾片时一定要注意其含量，像各大超市出售的维生素 C 泡腾片，每片含 1000 mg 维生素 C，几乎相当于普通维生素 C 片的好几倍，这当然属于大剂量的范畴。

服用大剂量维生素 C 的不良反应

⊙ 腹泻

一般情况下，服用大剂量维生素 C 会引起腹泻。如果你因为服用大剂量维生素 C 而出现以上症状，首先，减少剂量以减轻症状。其次，要注意的是，服用维生素 C 后不要吃海鲜。第三，若在服用维生素 C 之后腹泻，还需要去医院做大便常规检查和轮状病毒检查，看是不是由细菌或病毒感染引起的，是否能排除维生素 C 不良反应的可能性。

⊙ **胃出血**

长期大量口服维生素 C，会出现恶心、呕吐等症状。同时，由于胃酸分泌增多，会导致胃及十二指肠溃疡疼痛加剧，严重者还可能会发生胃黏膜充血及水肿，最终导致胃出血。

⊙ **泌尿系统结石**

当正常健康人补充的维生素 C 达到 1 g 时，可能会出现高尿酸尿症和高草酸尿症。大量维生素 C 进入人体后，绝大部分被肝脏代谢分解，最终产物为草酸。草酸通过尿液排泄成为草酸盐，极易形成结石。有研究发现，每天服用 4 g 维生素 C，不出 24 小时，尿液中草酸盐的含量会由 58 mg 激增到了 620 mg。若继续大量服用维生素 C，草酸盐会不断增加，就会形成泌尿系统结石。

⊙ **痛风**

痛风是由于体内嘌呤代谢发生紊乱引起的一种疾病，主要表现为血液中尿酸浓度过高，致使关节、结缔组织和肾脏等处发生一系列症状。若大量服用维生素 C，会引起尿酸剧增，长时间如此，便会诱发痛风。

⊙ **婴儿依赖性**

如果孕妇连续大量服用维生素 C，会使胎儿对维生素 C 产生依赖性。这种出生后不久的婴儿，若不服用大量维生素 C，有发生坏血病的危险，出现精神不振、牙龈红肿出血、皮下出血，甚至有胃肠道、泌尿道出血等症状。

⊙ **免疫力降低及过敏反应**

长期大量服用维生素 C，会降低白细胞的吞噬功能，进而降低机体的整体免疫力。过敏反应主要表现为皮疹、恶心、呕吐等症状，严重时，还有发生过敏性休克的危险，因此，不能滥用维生素 C。

⊙ **不孕症**

育龄女性如果长期大量服用维生素 C（如每日剂量大于 2 克），会降低生育能力，而难以怀孕。

尽管维生素 C 好处多多，但也没有必要盲目补充维生素 C，过量摄入维生素 C 不仅不会对身体有益处，反而会危害身体健康。只有在维生素 C 的摄入量在 200 mg 时，其利用率才最高。超过 200 mg，即使摄入量再高，维生素 C 的利用率也会下降，而且身体会产生一些不良反应。

6.解答吃维生素C的疑问

作为身体所需的必要微量元素，维生素 C 的好处多多。虽然维生素 C 已经成为大多数家庭的常备保养品，每个家庭成员都可以每天适量补充，但是很多人仍然对吃维生素 C 充满疑惑。

维生素 C 真的可以防感冒吗？

很多人认为维生素 C 可以预防感冒，甚至可以治疗感冒或流感。真是如此吗？其实，这种观点夸大了维生素 C 的作用，是个不真实的传言。

维生素 C 能够预防普通感冒这个传言流传自 20 世纪 60 年代至 70 年代，当时一个叫 Linus Pauling 的著名科学家发现，高剂量的维生素 C 能够让他自己在几年内都不感冒。Pauling 认为，有了维生素 C，普通感冒很快就会成为历史的一个注脚。之后的很多研究多次否定了他的结论，美国国立卫生研究院也表示，定期服用维生素 C，也就是每天至少服用 200 mg 的话，并不能降低普通人群患一般感冒的风险，而且定期服用维生素 C 也不能减轻感冒的严重程度。

不仅如此，维生素 C 与流感也没有直接关系，要想预防流感得选择其他更有用的措施才行，比如增强自身体质，佩戴口罩，避免被传染等。

吃维生素 C 会损伤口腔黏膜吗？

其实，吃维生素 C 而导致口腔黏膜受伤的问题根源并不是维生素 C，也不是不适合吃维生素 C，而是吃到了品质较差的维生素 C，或者吃的方法不恰当。

可以尝试口含维生素 C 的方法，这样不仅可以慢慢释放维生素 C，还可以稳定口腔黏膜和鼻、咽、喉黏膜的肥大细胞。但是记得不要只含着而不用舌头去搅动它，也不要口含着维生素 C 直接去睡觉，这样就会因持续刺激而破坏口腔黏膜。如果你的口腔黏膜很脆弱，可以将维生素 C 磨成粉末后服用，或者溶于水中喝下去，就会把刺激降到最低限度。

大量维生素 C+ 铁剂会造成铁中毒？

对于缺铁的人来说，缺铁不仅仅是因为摄入体内的铁不足，更主要的原因还是机体从食物中吸收铁的能力不足。人体缺铁时，在维生素 C 的帮助下，人体从非肉类食物中吸收铁的能力可以是以前的 10 倍。所以，除非你缺铁，切忌大量维生素 C 和铁剂同补。日本很多综合维生素和其他营养保健品都含有铁剂，在吃这些营养保健品的时候，千万不要吃大量的维生素C，不然真的会造成铁中毒。

肾亏虚或有肾脏疾病的人不能大量吃维生素C？

肾亏虚或有肾脏疾病的人不可以肆无忌惮地大量服用维生素C。虽然体内过剩的维生素C可以随尿液排出体外，但是在此之前，维生素C会在肾脏内形成尿酸，然后再排泄。如果大量服用维生素C，肾脏就必须大量地制造尿酸，必然会加重肾脏的负担，这对于肾亏虚或有肾脏疾病的人，肾脏会因为负担过重而更衰弱，从而无法发挥它的正常功能。

总体来说，维生素C是非常安全的，如果不长期过量服用，基本没什么副作用。一定要注意正确服用维生素C，千万不要让它"过大于功"，失去了服用维生素C的意义。

7.21世纪的维生素——维生素P

维生素P，其实就是类黄酮化合物，在植物中起到多种不同的作用，存在于从红辣椒到茶的众多食物和草药中，对人体健康很重要。20世纪30年代至50年代，类黄酮化合物一度被叫作"维生素P"。

维生素P名字的由来

阿尔伯特在发现并成功提取维生素C后，发现在防治动物维生素C缺乏症（即坏血病）中，相同含量的纯维生素C与柠檬汁中的维生素C粗提取物比较，维生素C粗提取物比纯维生素C更有效。得到这一提示后，阿尔伯特大胆设想维生素C粗提物中可能还含有作用与维生素C相近的其他成分。而且他还发现，在治疗毛细血管的脆变或渗透性增加中，用纯维生素 C 无效，但用水果汁或蔬菜汁就有效。这说明水果汁或蔬菜汁中肯定有与维生素 C 不同的成分在起作用。后来，阿尔伯特进一步提取纯化了这种成分，得到了类黄酮化合物及其进一步纯化产品黄酮糖苷，并将其命名为维生素 P。

然而，将类黄酮化合物命名为维生素 P 在国际学术界引起了很大争议。因为它虽然不能在体内合成，但它是否是机体所必需的营养物质难以确定。因此，严格地说，类黄酮化合物、肉碱、辅酶 Q、肌醇、乳清酸、苦杏仁苷等只能称之为类维生素。顾名思义，这些类维生素具有与维生素相似的作用，但某些方面又完全不同。

开始被重视的维生素 P

近年，由于自由基生命科学的不断进展，具有超强抗氧化和清除自由基能力的维生素 P 受到空前重视，被称为"21 世纪的维生素"。它还有芦丁、路通、芸香甙等别称，通过抗氧化作用保护维生素 C，增强维生素 C 的效果，同时还具有许多其他的功能。

⊙ 强效抗氧化作用

维生素 P 是一种强效抗氧化剂，在清除自由基方面具有较强的活性。只是维生素 P 的抗氧化效果在一定范围内与浓度成正相关，但当效果达到临界水平时，浓度增加对抗氧化作用影响不大。也就是说，并非摄入越多维生素 P 就能得到越强的效果。

⊙ 用于治疗多种慢性疾病

维生素 P 具有降低毛细血管通透性、抗炎、抗过敏、抗肿瘤、抗病毒等多方面作用。近年来，已经被作为临床用药，用于治疗多种慢性疾病，如心、脑血管疾病、高血压、紫癜、慢性支气管炎、糖尿病等。在临床应用方面，维生素 P 有更广阔的研究空间，其他待开发领域仍在逐步探索中。

⊙ **吸收紫外线能力强**

维生素 P 对紫外线具有较强的吸收作用，能吸收波长 320 ~ 400 mm 的紫外线，经常与黄芩苷（吸收波长 280 ~ 320 mm 的紫外线）一起作为防晒霜的主要成分。

除此以外，更多研究发现，维生素 P 还有促进免疫器官发育并提高免疫力、提高运动能力和很好的抗疲劳作用。

有必要日常补充维生素 P 吗？

目前，还没有确切的维生素 P 具体服用剂量建议，但对大多数人来说，我们可以从饮食（适量的水果和蔬菜）获得足够的维生素 P。同时需要注意的一点是，经过烹饪和加工的食品会大大减少维生素 P 及其他营养物质的浓度，所以我们应该考虑多吃生的或轻熟食。但是，不可忽视的是，对部分人来说，生吃或吃轻熟食可能会引起腹泻，那就不要采取这种饮食方式。

虽然严格来说，维生素 P 可能并非真正的维生素，但它对机体的好处却是公认的，所以仍被称作维生素 P。

8.ω-3脂肪酸、ω-6脂肪酸、ω-9脂肪酸的命名

前面我们已经对 ω-3 脂肪酸、ω-6 脂肪酸、ω-9 脂肪酸做了简要介绍，

我们已经知道了 Omega 家族的这三个成员都属于二十碳酸，但是它们的名字从何而来呢？

其实很简单，不一样的化学结构自然是不同的物质，不同的物质当然有不同的名字。Omega 的通常代表意义是脂肪酸，也可以写作 OMEGA 或者 ω。

ω-3 脂肪酸中的"3"是指最终的碳 - 碳双键的位置，它是从分子末端开始的第 3 个碳原子。同样，ω-6 脂肪酸最终的碳 - 碳双键是从分子末端开始的第 6 个碳原子，ω-9 脂肪酸的碳 - 碳双键是从分子末端开始的第 9 个碳原子。

ω-3 脂肪酸和 ω-6 脂肪酸具有多个碳 - 碳双键，所以它们是多不饱和脂肪酸，也被称为必需脂肪酸，因为人体自身无法制造，只能从饮食中摄取。ω-9 脂肪酸只有一个碳 - 碳双键，所以它是单不饱和脂肪酸，可以由人体自然合成。

了解 ω-3 脂肪酸、ω-6 脂肪酸、ω-9 脂肪酸，健康不踩雷

ω-3 脂肪酸、ω-6 脂肪酸、ω-9 脂肪酸都是人体不可缺少的营养物质，三种营养物质各有所长，补充时也有各自需要注意的事项，多多了解，才能给健康助力。

⊙ 人人推荐的 ω-3 脂肪酸

ω-3 脂肪酸在身体炎症反应中起着至关重要的作用，它可以降低血液循环、关节和其他器官出现问题的可能性，也是健康的头发和皮肤所必需的。此外，它在婴儿发育过程中极为重要，孕妇服用 ω-3 脂肪酸，可以最大限度地防止未来孩子在视觉或大脑健康（包括学习、注意力和行为）方面出现问题。ω-3 脂肪酸对任何人、任何年龄段的人都是有益的，这也是

为什么人人都会推荐 ω-3 脂肪酸的原因。

而且，随着年龄的增长，身体对 ω-3 脂肪酸中的 EPA 和 DHA 的使用效率会降低。所以，对于中老年人在做身体检查时，测量身体的 ω-3 脂肪酸指数非常重要。

⊙ 不能少也不能多的 ω-6 脂肪酸

ω-6 脂肪酸是身体必不可少的营养物质，对保护身体免受伤害和感染起着至关重要的作用。但 ω-6 脂肪酸会促进炎症或血液凝固，被认为是促炎性的物质，它的摄入量必须要和消炎性的 ω-3 脂肪酸保持健康的比例，这个比例在第一章已有描述。如果摄入过多可能会促进炎症反应，这些炎症反应会给身体健康带来风险，并往往与情绪问题有关。

⊙ 身体必需但不需要额外补充的 ω-9 脂肪酸

ω-9 脂肪酸可降低体内的胆固醇水平，且与多元不饱和脂肪酸（ω-3 脂肪酸、ω-6 脂肪酸）相比，ω-9 脂肪酸比较稳定，不易氧化产生自由基。现在，市面上有 ω-3 脂肪酸、ω-6 脂肪酸、ω-9 脂肪酸的复合补充剂，但是通常情况下，大多数人摄入的 ω-6 脂肪酸都超过自身所必需的量，而且自身可以合成 ω-9 脂肪酸，所以，没有任何必要服用这些补充剂。

随着科学研究的不断发展，有科学家在沙棘中发现了 Omega 家族的新成员——ω-7 脂肪酸，这种成分多见于我们吃的鱼油。ω-7 脂肪酸是单不饱和脂肪酸，与 ω-3 脂肪酸一样有抗炎效果，但其作用机制完全不同。在抗炎作用上，人体对 ω-7 脂肪酸的敏感度比对 ω-3 脂肪酸的敏感度更高，因此效果会更好。

9.西医消炎药如何消炎?

我们感冒发烧或咳嗽时，不管是不是医生，大家都会说到一个词——"消炎"。然后，我们开始服用感冒药加抗生素，确实，在几天后，感冒得到缓解痊愈，我们又回到了舒适、有活力的状态。

关于消炎

在了解消炎之前，让我们再温习一下炎症。炎症是具有血管系统的活体组织对各种损伤因子的刺激所发生的以防御反应为主的基本病理过程。简单说，它是一个损伤、抗损伤、修复的动态过程。

炎症并非某种疾病的特定名称，而是很多种疾病都具有的共同表现：红、肿、热、痛等。引起炎症的原因有很多种，包括细菌感染、病毒感染、真菌感染、过敏、外伤等。

消炎是西医的说法，在中医中相当于清热凉血。西医消炎药的消炎机制有好几种，即直接杀死细菌，破坏细菌的细胞壁，影响细菌的蛋白合成，或者影响核苷核酸的合成。总之，西医消炎药是靠杀死细菌来消炎的。而大部分人的认知中，西医消炎药就是能杀死细菌的抗生素。

注意，西医消炎药消炎的前提是：炎症是由细菌引起的，否则西医的消炎药也不管用。

炎症不只有细菌感染这一种原因，对其他因素引起的炎症，西医消炎药，也就是抗生素，吃再多也起不到作用。

而且，就算是细菌感染引起的炎症，单纯利用抗生素抗菌消炎的方法反而还不如中医的消炎治法。北京友谊医院早就对细菌性小儿肺炎做过对比研究，他们发现，用无抗生素的肺炎合剂治疗小儿轻型细菌性肺炎，仅用 3～4 天即可逐步接近临床痊愈，而治愈一个细菌性肺炎患者需要 200 万～300 万单位的青霉素。肺炎合剂可以通过改善和加强心脏功能，对组织呼吸产生一定影响，同时，它还可以通过调节身体的内部环境，帮助身体更好地战胜疾病。此外，肺炎合剂能兴奋腹腔巨噬细胞的吞噬作用。巨噬细胞吞噬系统是机体防御机能的主要组成部分，在抗感染方面也起着一定作用。因此，肺炎合剂对细菌性肺炎的治疗效果不能单纯地用抑菌作用加以解释。

在感染性疾病的治疗上，用中医理论"邪之所凑，其气必虚"指导实践，用扶正祛邪、清化痰热的指导思想用药，是西医单纯抗菌消炎的方法不可比拟的。

消炎药≠抗生素

消炎药是对一大类具有降低炎症反应能力的药物的俗称，解决的是"红、肿、热、痛"这些症状，如感冒了发烧、头痛，或者关节炎、痛风发作时的关节疼痛等。这些炎症不一定跟细菌感染有关系，而抗生素只可以治疗对其敏感的细菌引发的炎症。所以，消炎药不等同于抗生素，抗生素只是抗细菌药物。

但是现在人们普遍认为消炎药就是抗生素，一旦出现感冒、发烧、牙疼、头疼、眼睛疼、腹泻等症状时，就会认为身体出现"炎症"，应该吃消炎药，于是开始服用头孢类或阿莫西林等药物。有人甚至把头孢类、阿奇霉素、阿莫西林等作为家庭药箱中常备药，遇到头疼脑热的小病就自行服用。

服用抗生素后，炎症有时确实几天就好了，所以大家就认为是抗生素的功劳。其实对于非细菌感染引起的炎症，服用抗生素并无作用，之所以服用抗生素还"有效"，那是因为多数炎症可以痊愈，轻度的炎症甚至还有自愈的可能。

　　注意，这里不是说不能服用抗生素，如果确定身体的炎症是由细菌感染引起的，还是要利用抗生素杀菌消炎的。如果体内炎症是其他原因引起的，那就要根据具体情况使用其他消炎药。

10.硫辛酸到哪里买？

　　夏季来临的时候，炎热的天气总是让人想要喝冰凉的饮料，吃冰淇淋，喝啤酒，吃烤串……尽享美食、纵情欢乐之后，摸摸自己肚子上的赘肉，看看手里各种亚健康症状的体检报告，后悔自己为啥管不住嘴。可是，下一次面对美食的诱惑时，又开始豪吃猛喝，直到身体发出信号，健康亮红灯。

硫辛酸——夏日放纵的健康帮手

　　有人说这样的饮食方式是现代人生活饱暖富足的体现，但这也是患糖尿病等代谢紊乱综合征的人越来越多的原因。自人类产生以来，最适合进食的时间就是有日照的白天；太阳落山，天黑以后；大脑在内的各个器官在夜晚发出饥饿的信号并进行各种相应的代谢活动。如果在夜里暴饮暴食，生物钟被打乱，身体就不得不违背命令再度进入白天的进食状态，长此以往，体内的新陈代谢就会出问题，炎症及慢性疾病，如肥胖、高血糖、心血管病等会挨个找上门。

　　如果你担心夏日放纵之后，新陈代谢紊乱，体内发炎或者炎症加重，不妨试试硫辛酸。硫辛酸是协调糖代谢的化合物，在我国临床常用于治疗糖尿病并发症；在国外，硫辛酸属于销量可观的食品补充剂。

纯硫辛酸最早发现于马铃薯萃取物中，后来在猪肝中被发现，1953 年起能够人工合成。硫辛酸外表为淡黄色粉末固体，没有气味，入口也几乎无味。硫辛酸属于 B 族维生素，自然存在于人体中，但在肝脏、心脏、肾脏相对多一些。作为食品补充剂，硫辛酸可以提高机体胰岛素敏感性，还可以提高线粒体活性，加速线粒体活动，增加机体对葡萄糖的摄取和利用，降低血糖，且具有强大的抗氧化能力。

硫辛酸到哪里买？

在美国和日本，硫辛酸都属于保健品，尤其在日本，硫辛酸非常畅销，在 2005 年健康食品品类全国销量中排名第三，但是日本的硫辛酸保健品目前都是人工的，买不到等同天然的。等同天然的硫辛酸可以在美国买到。其实，等同天然的硫辛酸也是人工合成的，只是其制作过程和天然结构是一样的，其使用效果与天然分子一样。

在国内药店可以买到硫辛酸片或胶囊，只是这种硫辛酸片或胶囊是糖尿病患者用药，并非大多数人可以服用的保健品。

11.睡好觉才能抗炎

现代快速的生活节奏造成人们身心压力过大，手机互联网的普及又使得很多人沉迷于手机……这些问题都直接或间接地影响着现代人的睡眠。目前，睡眠问题已经成为现代人普遍存在的问题。

睡不好，炎症多

美国加州大学洛杉矶分校西美尔神经心理与人类行为研究学院的研究者对睡眠问题与炎症反应之间的关系做过研究，其研究成果发表在《生物精神病学杂志》上。

结果显示，成年人睡眠质量差或经常失眠，以及睡眠时间超过 8 小时，都会增加 C 反应蛋白和白细胞介素的含量，睡眠时间少于 7 小时也会增加 C 反应蛋白的含量。但在肿瘤坏死因子与睡眠质量及时间长短之间，未发现存在相关性。由这个研究结果我们可以看出，睡眠障碍和长时间睡不好，都会加重炎症，增加炎症性疾病的风险。

美国疾病控制和预防中心认为，睡眠不足是一种公共卫生流行病。而睡眠障碍对身体的影响与高脂饮食或久坐行为的不良影响类似，都是导致炎症的风险因素。但事实上，睡眠障碍不只是睡得少，还包括睡得太多。也就是说，睡得太多和太少都与炎症密切相关。一个人身体发炎的程度会影响其精神状态，不仅会增加慢性疾病风险，也会增加抑郁症风险。相反，一夜好眠则可以对抗炎症、逆转炎症和降低发炎的可能性。

一夜好眠的通关密码

人人都想要一夜好眠，不仅是因为可以抗炎，更多的是因为一夜好眠能让人有好心情，第二天精神焕发，体力修复，能更好地投入未来的生活。而拥有一夜好眠的前提就是了解一定的睡眠卫生知识。既有助于养成良好的睡眠习惯，还可以减少患者对睡眠障碍的过度关注和恐惧。

人类的正常睡眠可分为两个时相，即非快速眼动睡眠（NREM sleep）和快速眼动睡眠（REM sleep）。在正常的睡眠中，人们会先进入非快速眼动睡眠，再进入快速眼动睡眠，其中非快速眼动睡眠这一时期又分为入睡期、浅睡期和深睡期。睡眠是人体主动进行的生理过程，整个夜间的睡眠过程并不是从浅到深，而是非快速眼动睡眠和快速眼动睡眠交替出现，一夜经历 4~6 个周期。

深睡眠与浅睡眠的时间与年龄有关，一般情况下，深睡眠会随着年龄增长而逐渐减少。对于健康的成年人，深睡眠占整个睡眠时间的 15%~20%，浅睡眠占整个睡眠时间的 50%~65%。如果以每一夜睡眠 8 小时计算，深睡眠大概在 70~100 分钟，浅睡眠大概在 260~320 分钟属于正常。

对于大多数人来说，正常睡眠需要这些条件：稳定的情绪、安静的环境、适宜的光线和温度、适当的卧具、健康的身体、必要的体育锻炼、没有睡前的不良习惯、充足的睡眠时间、不用助眠措施、注意午睡等等。具体来说，即注意以下几点。

• 晚上入睡前，不看情节刺激、离奇曲折的影音视频，以免引起较大的情绪波动，不易入睡。

• 睡觉前尽量不要谈论生活中的烦心事，学会放松心情，自我解压，保持心情平静。

• 如果在床上躺下后，睡不着的状态持续超过半小时，可以试着离开床，做一些简单单调的活动，比如看些令人轻松的散文、听舒缓的轻音乐、欣赏自然风景图片等，有睡意之后再上床。

• 如果有失眠的情况，应尽量缩短午睡时间，或者不午睡。

• 下午不喝浓茶、咖啡等含咖啡因的饮品，睡前不要喝酒。

• 寝室光线的配备要尽可能采用暗光线，不要在强光下睡眠，这样会影响睡眠质量。

• 睡前 2 小时内不做剧烈运动。如果你有晚饭后散步或者跳舞的习惯，请把握好运动力度，适量、适度地进行。

　　•睡前 1 小时内不要大量饮水，以免睡眠中要起来去洗手间而影响睡眠。

　　•采用好的睡姿，侧卧、仰卧，不能趴着睡或半趴着睡。

　　•晚上 10 点以后不要再玩手机，这些都是影响健康睡眠的杀手，睡前应该做适合睡觉的事情，比如泡泡脚、洗热水澡等。

　　俗语说：“一夜睡好觉，精神胜百倍”。保持良好的睡眠不仅可以振奋精神，使身体恢复活力，而且能对抗身体发炎，避免慢性疾病的发生。面对睡眠障碍或问题不要过于焦虑，放平心态，睡前做适合睡觉的事情，改掉不良生活习惯，一夜好眠的美好时光自然会降临。

12.抗炎运动天天做

　　我们都知道运动可以减脂增肌、改善自我形象、改善睡眠、促进新陈代谢等等，进而提高生活质量。但是却不知道，运动可以减少慢性炎症，而且有研究发现，运动导致这些变化的方式是通过改变肠道微生物来实现的。这项研究是英国诺丁汉大学医学院的研究人员做的，他们研究发现，接受运动干预的关节炎患者不仅减轻了疼痛，而且肠道中有了更多产生抗炎物质的微生物和更低水平的细胞因子。可能身体有慢性疾病的人很难坚持运动锻炼，但是在身体能承受的范围内，适度、规律地运动可以改善身体健康状况。

适度、规律的运动

所谓"适度、规律的运动",是根据每个人身体情况的差别,选择合适的运动方式。不只是爬山、跑步、借助健身器材运动等才叫运动,舒缓地走路、跳舞、练八段锦也是运动。对于经常运动的人,可能前者可行,但对于不经常运动的人,在选择运动的时候切忌急于求成、贸然选择不适合自己身体的运动。

何为适合自己身体的运动?看运动时自己的心率。运动时的心率范围控制在人体所能耐受的最大心率的 65% ~ 85%。而人体能耐受的最大心率为(220 − 年龄)。举例说明,对于 35 岁的成年人,其能耐受的运动时最大的心率为 185 次 / 分,运动时的心率范围就应该控制在 120 次 / 分(185×65%)至 157 次 / 分(185×85%)之间。当心率达到 120 次 / 分时,达到了运动锻炼的初步要求;当心率达到 157 次 / 分时,运动已经到达极限,不能再继续进行高强度运动。运动的时候,可以戴上运动手表,监测自己的心率,随时把控自己的运动强度。

抗炎运动处方

容易发炎的人适合进行冲击性较轻的体育活动,以免剧烈运动对身体造成损伤。运动方式的选择有很多,但是无论选择哪种类型的运动,在运动前的几小时内应避免食用油腻餐食,不要吃得过饱,做好运动的准备活动。

⊙ 力量训练

容易发炎的人的骨强度和骨密度往往更容易降低,部分原因是体内缺乏维生素 D。进行适合强度的力量训练,可以增加肌肉力量,增加骨矿物质密度,并且能抵抗炎症,预防骨质疏松症。如果你是一个运动健身初学者，最好聘请专业的教练，他能根据你的身体承受情况，制定合适的力量训练方案。

⊙ 步行

对于易发炎的人来说，步行是一种特别合适的低冲击性运动。而且它随时随地都能进行，你只需穿双舒服的运动鞋。即使是每周步行 3 次，每次 30 分钟，也会起到良好的运动效果，对身体十分有益。更重要的是，因为步行的强度低，所以不会伤害身体，引起炎症。

⊙ 骑车

与步行一样，在室内骑固定自行车或在户外骑自行车是另一种可以促进身体健康的运动。英国诺森比亚大学的研究显示，在病情缓解或轻度活动的炎症性疾病患者中，高强度间歇式训练（HIT）和中等强度的持续训练都没有引发他们的任何不适症状。

⊙ 跳舞

很多抑郁症等心理健康问题都与炎症有关。跳舞就能让这类朋友从中受益。作为一种运动方式，跳舞不仅比其他运动形式更多样、更有趣，而且更能让人心情变好，可以促进大脑产生令人感觉良好的内啡肽。

⊙ 瑜伽

瑜伽这种低冲击性锻炼包括了拉伸、冥想和深呼吸。轻柔的瑜伽练习有助于降低压力水平，促进情绪健康，并改善睡眠习惯。澳大利亚昆士兰大学的研究显示，练习瑜伽可以使炎症性疾病患者们减轻抑郁、焦虑和压力，同时提高他们的生活质量。

⊙ 游泳

据相关研究统计，我国关节炎的发病率为 13%，游泳的益处就是它对关节特别友好。对慢性病患者来说，游泳是一种很好的运动，在不损伤关节的情况下，也能达到做其他地上运动能达到的效果。

⊙ 普拉提

与瑜伽一样，普拉提使易发炎的人的健康受益。这种冲击性低的健身形式能增强核心肌肉群的力量，改善身体姿势，并提高灵活性。此外，由于普拉提能增强肌肉力量和拉伸紧绷的肌肉，因此，它有助于增强骨骼力量和减少应力性骨折。

⊙ 八段锦、太极拳、易筋经等身心合一的运动

这类动作，动作幅度比较缓和，身体不易受伤，可以随时调整呼吸，增进身体的协调能力，使自律神经和免疫系统处于平衡和谐的状态，就整体而言，是比较优质的抗炎运动。

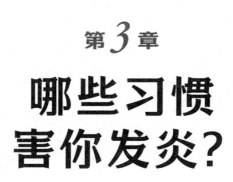

第 *3* 章

哪些习惯
害你发炎?

炎症坏习惯1: 久坐
炎症坏习惯2: 老是盯着电子屏幕
炎症坏习惯3: 接触毒素
······

我们生活涉及衣食住行等多个方面，
不只饮食方面的坏习惯容易引起身体发炎，其他
不好的生活习惯也可能是罪魁祸首，
比如久坐、老是对着屏幕看、接触毒素、
经常情绪消极等等。如果你有这些坏习惯，
一定要提高警惕，有意识地加以改正，
才不会影响身体健康。

炎症坏习惯1: 久坐

随着现代社会的发展，由于工作职业方式的转变（从事脑力劳动的人数增多）、娱乐方式（如长时间看手机、电视）等，久坐行为已成为十分普遍的现象。

久坐行为与许多负面健康状态息息相关，容易导致糖尿病、肥胖、心血管疾病等。目前已经证实，久坐行为对血管健康标志物有负面影响，其引起的"危险"包括血管结构和功能改变、高血压、高血脂、氧化应激、炎症、代谢损伤等。中医也认为"久坐伤身"，久坐对身体健康的负面影响是肯定的。而且，对女性朋友来说，久坐还容易导致妇科炎症。

你是久坐族吗？

关于"久坐"，目前达成共识的定义是从强度和体位两方面进行界定的："清醒状态下，任何能量消耗 ≤ 1.5 METs（一个人活动时的氧气消耗量）的坐着、斜倚或躺着的姿势。"从绝对强度程度上来看，久坐行为的身体活动的能量消耗非常少；同时，该定义的姿势部分表明，久坐可能代表着不同的行为，不仅是"坐"。在大多数研究中，久坐行为的具体表现为：每天坐着的时间过长，看电视、手机的时间过长，或者在运动监测仪上的活动次数过少等。

久坐不动——妇科炎症的导火索

据临床统计，育龄女性中 10% 左右的人患有不孕症，尤其是经常坐在办公室的女性。女性久坐容易使盆腔充血，从而导致附件、宫颈血液循环不畅，卵巢缺氧，容易引起妇科炎症。妇科炎症、营养不均衡和肥胖并列成为女性不孕的三大主因。尤其对于本身就存在子宫过度前倾或者后屈的人，经期久坐还会导致经血逆流入卵巢，引起慢性盆腔充血，造成肿胀，刺激周围神经，出现下腹痛等问题。

其实不只是单纯久坐的问题，长时间坐姿不佳更会加剧问题。长时间坐姿不佳，可能引起外阴部不透气，从而造成病菌滋生和感染的概率提高，加上盆腔器官血液循环缓慢，导致病原体经阴道上行感染并扩散，继而影响整个盆腔。比如女性跷二郎腿的姿势，不利于腿部血液循环，造成盆腔内气血循环不畅，加重女性原有的某些妇科炎症问题。

女性朋友，尤其是办公室女性，想要改善这种状况，需要每天至少活动 30 分钟。具体活动方式为：①如果办公楼层较低，上楼时不乘电梯，走楼梯；②坐公共交通工具上下班时提前一两站下车，步行至办公地点；③坐着工作 1 小时后，站起来适当活动一下。当然能做到每周抽出 3 ～ 5 小时来运动锻炼是最好的。

其实，久坐给身体健康带来的损害并不能靠运动锻炼抵消，但这也不能成为不运动的理由。请记住，只要是运动就比不做任何运动好，哪怕坐着办公或休息一段时间后，伸伸懒腰、转转腰、调整坐姿等，都比什么也不做好。

炎症坏习惯2：老是盯着电子屏幕

我们的生活处处充满了电子屏幕，工作时盯着电脑屏幕，休息娱乐盯着手机屏幕或平板屏幕，很多公共场合也都有大屏幕来吸引人们的眼球。于是，有些人除去睡觉的时间，其他时间眼睛都盯在屏幕上。

小心电脑终端机症候群

如果你也是这类人，你可能或者将要遇到这些问题：晚上睡觉难以入眠，躺下来闭上眼睛，很多星星、闪电、万花筒般幻象会不停地在脑海中转动，还常有头痛、肩颈痛、腕管综合征；眼睛难以对焦、有灼热感，以及出现眼干燥、视力模糊、复视、畏光等症状。这些综合起来就是电脑终端机症候群。

电脑屏幕看似是不动的，其实它一直在闪烁，明亮度以毫秒速度快速改变。整天沉迷打游戏或者因工作经常注视屏幕一整天，加上经常熬到很晚，甚至通宵，等到休息的时候，眼睛一闭上就会感觉电光闪闪，而且颈椎和后背长时间地保持一个姿势不动，肌肉容易疲劳酸痛，更有甚者，手腕正中神经容易受伤，手指也会感到麻木疼痛。

其实不止以上这些亚健康症状，现代人本来体质就差，如果长时间盯着电脑、手机或平板屏幕，很容易导致免疫力低，出现各种炎症，心脑血管也会变得非常脆弱，很容易因为过劳引发猝死。

老盯着屏幕，引发神经源性炎症

眼睛是人体最为敏感的器官，前面的角膜、结膜都只是跟干燥和污染的空气隔着一层泪膜，一旦泪膜的完整性遭到破坏，角膜和结膜就会直接暴露于污染的空气中，具有很多现实或潜在的危害因素，造成眼睛红肿发炎，触发神经源性炎症，以及泪液分泌反射。之所以叫神经源性炎症，是因为这种炎症不是由免疫系统介导的，而是由神经系统直接启动。

其实，当泪膜遭到破坏后，角膜或结膜受刺激后的眼睛红肿、流泪现象，是眼睛的一种自我保护机制，也是一种预警机制，这代表眼睛高度敏感，不宜长时间盯着屏幕看。

如果你的工作需要你长时间盯着屏幕，做好以下 10 项眼睛保健法，有助于维持眼睛健康。

- 根据自己的需要调整电脑的位置及高度；调整屏幕显示的灯光明暗；若是感到眼睛不舒服，最好离开电脑休息一下。如果调整后，眼睛不舒服的症状仍然存在，建议寻求专业医师的协助。

- 可以设置一个番茄闹钟或者手机设置备忘录，每看屏幕半小时，休息 5 分钟。休息时不要坐着或躺着看手机，可以看看远方风景或者绿色植物，让眼睛休息一下，顺便舒展一下筋骨。

- 如果需要在晚间灯光较暗的条件下用电脑工作，将电脑屏幕的亮度调暗一些，让眼睛不致有压力。

- 尽量将电脑放在背光的位置，若是放在窗户前面，最好能给窗户安装一个不透光的窗帘。

- 调整室内照明。屏幕不可反射照明，测试方法是关掉屏幕查看屏幕是否出现光线反射。

- 保持正确的坐姿，最好背部、臀部都能靠近椅背，这样有助于减少弯腰、驼背等不良体态。

- 键盘最好放在屏幕正前方，确保屏幕焦距平均分布，以便减轻目视负担。

　　·手肘靠在椅子扶手舒适位置,键盘与滑鼠位置以符合人体工学为宜。

　　·手腕切忌长期悬空,以避免发生腕管综合征。

　　·如果眼睛觉得干涩疲劳,可以增加眨眼动作,促使泪液分泌,润滑眼睛;也可以滴一些人工泪液,滴后用温热毛巾热敷。

炎症坏习惯3: 接触毒素

　　我们生活的环境中有一些毒素无法及时发现,即使接触到毒素也不自知,直到毒素影响到身体健康,甚至危及生命,才注意到这一点。

毒素来自哪里

　　那么,所谓的毒素都来自哪里呢? 一般来说,毒素的来源有两种:一种是外部环境;一种是人体自身。前者包括含有毒素的食物,含有有害气体的空气、被污染的饮用水,以及个人护理产品、家用清洁剂、药物、重金属或香烟烟雾、遍布空气中的颗粒和烟尘、装修材料散发出来的有害物质、汽车尾气、药物和酒精等。后者则是指人体内多余的垃圾,要么是吃进去的食物没有被消化吸收而滞留在体内,要么是吸进或者吃进环境中的毒素。而在其中,自由基是最主要的内部毒素,对人体造成的危害更大。

　　接触毒素所造成的危害虽然短时间内体验不出来,但是长时间接触的话,可能会造成脑部血量减少,全身炎症,还会破坏免疫系统,从而导致脑损伤或者细胞癌变,其中脑损伤的主要症状是头痛头晕、语言方面发生障碍等。因此，在日常生活中，我们应该尽量远离毒素。尤其高风险职业者应该定期去医院检查肝、肾和肺部。

我们身体自然的排毒系统

完全避免外部环境中的毒素几乎是不可能的，不过，所幸我们的身体有自然的排毒系统。那就是肝脏、肾脏和结肠，它们的工作就是处理掉所有毒素，配合科学的方法也能清除金属等严重毒素。但是，自然排毒系统好好工作的前提是你不要给它背上过量的负担。

至于细菌、病毒、寄生虫、真菌等病原体引起的慢性感染，最常见的有肝炎、疱疹、尿路感染、膀胱炎等。慢性感染之所以发生，是因为引起感染的病原体通过免疫反应逃离免疫系统而导致了炎症。这种情况下，一定要解决感染问题，否则身体里的炎症就会持续。

其实，面对纷繁复杂的毒素内外环境，用科学适当的方法强化自己的自然排毒系统才是根本所在。

⊙ **喝足够的水**

每天喝足够的水可以促使排汗、排尿，因为汗液和尿液是我们从体内清除有害物质的重要方式。

⊙ **摄入必要的膳食纤维**

男性每天大约需要摄入膳食纤维 38 g，女性每天大约需要摄入膳食纤维 25 g。膳食纤维可以捕获不健康的胆固醇并促进排便，这也是一种清除体内有害物质的方法。

⊙ **食用各种水果和蔬菜，摄入健康的脂肪和蛋白质**

水果和蔬菜富含维生素 C，还有各种各样丰富的植化素。多吃水果和蔬菜，可以有效清除身体内部的自由基，帮助身体排毒。而摄入健康的脂肪和蛋白质，则可以减少体内毒素的产生和堆积。

⊙ **让身体运动起来**

对于喜欢运动，且在饮食方面没有控制的人来说，运动是最合适的排毒方法。即使不喜欢运动的人，也可以每天抽出一点时间做一些轻柔舒缓的运动，慢慢养成运动的习惯。

⊙ **减少糖和盐的摄入量，并增加发酵食品的摄入量**

这里的发酵食品是指酸奶或酸菜等等。在日常饮食中，减少糖、盐的摄入，同时多吃发酵食品，有助于肠道健康，维持肠道菌群稳定。

在日常生活中，改掉不良的生活习惯可以降低我们与毒素接触的次数，养成良好的生活习惯则可以强化我们体内的排毒系统，为我们解除很多后顾之忧。

炎症坏习惯4：消极的情绪

每个人的性格或者情绪都有两面，一面是乐观积极、充满正能量，另一面则是负面消极的。负面消极的感觉，每个人应该都有体验，只是有的人在稍事调整后满血复活，有的人则沉溺在负面消极的情绪里走不出来，最后让自己变成负面消极的人。

情绪消极＝情绪炎症？

如果你不能确定自己平时的情绪状态，请回答下面几个问题。

• 对待大部分的事情，是否总会想到不好的结果，以至于对任何事情都怠慢，没什么兴趣？

•有没有一想到事实上并不难但自己不想做的事情，就充满了疲惫感？

•不能看有关自然灾害、人权危机或政治危机事件的新闻报道，否则情绪会在几分钟或几小时内出现剧烈波动，从悲伤到恐惧，再到愤怒或绝望？

•对任何事情都无法保持长久的热度，没有毅力，也不愿设置目标，会无意识地选择难度比较低的事情？

•做决策时总是左右摇摆，做事情会花费过多的时间和精力，经常陷入习惯性无助？

•目光总是集中到困难上，失去了选择生活和主动接受改变的能力，难以维持最佳状态，有意无意地选择自暴自弃？

•总是害怕被人拒绝，从心里认为自己不够好，不值得别人喜欢？

以上 7 个问题，如果你对其中一个问题的回答是肯定的，你就可能经常处于负面、消极的情绪中，得了"情绪炎症"。

一个人平时的精神状态直接反映他的身体健康状态。根据美国宾夕法尼亚州立大学的一项研究，负面情绪，比如悲伤和生气，与更高程度的炎症相关，可能预示着糟糕的健康情况。我们每一次产生负面情绪，不管是生气、愤怒还是悲伤、抑郁，都会不可避免地给身体催生出不同种类的毒素，给免疫系统增加了负担，当一次次的身体炎症累积之后，免疫系统不堪重负，重病重症就会找上门。据世界卫生组织统计，目前与情绪有关的疾病就已达 200 多种。

请好好地关注自己

也许有人会说，上面列的那些问题都是每个人难免会出现的，如果仅仅中了一个问题就说是情绪炎症，也太让人焦虑了。容易焦虑其实本身就是一种情绪上的炎症，而且目前，深陷这种情绪炎症的人并不少。据统计，中国人焦虑障碍患病率已经接近 5%。也就是说 100 个人里，就有 5个人遭受焦虑障碍的折磨。

所以，不管你是否患有情绪炎症，请好好地、认认真真地关注一下自己。如果有负面情绪了，不要忽视，也不要放大它，学会一些适合自己应对负面情绪的方法很重要。

⊙ **整理东西**

其实，整理本身就是一个治愈的过程，当你专心致志整理家庭或工作场所时，心会静下来，暂时把烦恼放在一边。把屋子、工作环境的东西整理得井然有序不仅能减轻压力，而且会让自己与负面情绪短暂隔离，让你把时间和精力集中在解决问题上。

⊙ **远离"放毒"的人**

我们本身就生活在很多关系之中，但并不是所有的关系都是健康的、良性的，哪怕是伴侣、朋友、亲人、同事。如果你和对方相处时总会感到痛苦、不适或委屈，这就是他们"放毒"的迹象，建议与这类人保持距离。

⊙ **停止过度的自我批评**

反省和自我批评本身是一件利于自我成长的事情，但是，如果你总是这样做，会造成自卑的性格。如果你经常过度地自我批评，请好好地关怀一下自己，没有人是一无是处的，要看到自己的闪光点。

⊙ 每天规定自己用手机的时间

很多人常常因为看手机而晚睡、失眠，睡眠出现问题就会引发情绪问题，焦虑和抑郁的情绪就比较容易找上门。美国心理协会曾建议人们有意识地减少浏览手机的次数，每天限制自己用手机的时间。尤其是晚上睡觉时把手机设置为静音，或把手机放在远处。

⊙ 用心感受生活的美好

用心花时间去欣赏生活中的美好是清理情绪垃圾的好方法。这样做不仅能带来更多的快乐和幸福感，还能帮助你和他人，比如孩子、朋友、亲人和同事建立健康融洽的人际关系。

其实每个人都应该有一套适合自己、应对负面情绪的方法。以上五点只是举例参考，希望我们都能正确面对负面情绪，减少心灵毒素，远离情绪炎症，每一天都能活力满满，永葆身心健康。

炎症坏习惯5: 欲望

对食物的欲望

我们身边，包括自己在内，总有那么几个吃货，喜欢吃并且能吃很多。有一颗想吃遍天下美食的心，但是奈何天下何其大，美食何其多，胃肠的空间却有限，放不下太多的食物。尽管知道如此，很多人还是吃得太多，吃饭的时候不吃撑就不算吃饱，两餐饭之间还得时不时来个小零食或下午茶，嘴巴和胃才不寂寞。

无节制的饮食不仅会让人变得臃肿肥胖，更严重的是会带来一些我们本不应得的疾病，尤其是代谢性疾病。如果吃太多的甜食，时间长了可能会引发体内炎症反应，进而引起2型糖尿病；吃太多的脂肪，体内脂肪过剩，血液中脂肪和胆固醇过高，久而久之会血管运行不通畅，大脑因无法得到足够的营养物质而早衰，甚至有中风的危险；吃得太多，身体无法及时消化，会在体内堆积垃圾毒素，加快各个器官和身体的衰老进程。

对财富的欲望

这世界上，没有钱寸步难行，恐怕没有人不愿意多赚钱，其实这本来无可厚非。细数现在榜上有名的富豪之所以成功，也无外乎他们有对金钱和财富的欲望。但是，对普通人来说，对财富、欲望可以有，妄心不可有。

对财富有欲望，根据自己的能力与资源，做好规划，一步一个脚印，脚踏实地地实践，这样下来，结果都会是好的，就算遇到风雨坎坷，也能逢凶化吉、柳暗花明。但是如果有妄心，追求自己本不应有的或能力范围之外的财富，不仅不会实现，还有可能付出沉重的代价。所谓"人为财死，鸟为食亡"，这并不只是一个谚语故事，也是现代人不顾一切妄求财富的共同结局。

追求完美的欲望

很多完美主义者不认为自己追求完美有什么不好，甚至还会把同样高的要求强加到别人身上。但是要知道，世界上根本就没有十全十美的事情。过度追求完美是一种病态心理，无异于舍本逐末，十分不利于身心健康。

每个人都有难以戒掉的妄心，非想断就能断，更无奈的是，不是每个怀有妄心的人都能自知。这些林林总总、时生时灭的妄心，却可能是威胁我们身心健康的隐形杀手。如果一个人，连自己的身心健康都把握不住，却追求超出自己控制范围的东西，又有什么意义呢？

不如学着控制自己，吃自己身体需要的，允许自己没那么完美……适时学会放手，过去的已经过去，我们还有现在和未来。你会发现前所未有地轻松，身体会更好，免疫系统功能上来了，身体的疾患自然会离我们远远的。

炎症坏习惯6：情绪性进食

情绪性进食不是贪吃，也不是意志力薄弱，它其实是一种饮食障碍。很多存在情绪性进食问题的人并不知道，情绪性进食并不是真的喜欢"吃东西"而是喜欢"吃"，吃东西并不是因为饿了，也不是因为东西好吃而单纯享受美食的美好，而是为了平静自我行为。这种场景通常发生在面对巨大压力或情绪焦虑、难过时，情绪性进食者主要是通过吃东西的方式来平衡或者发泄情绪。

情绪性进食的原因

脑神经科学的研究表明，面对压力时，大脑的"交感神经系统"被激活，心跳加快，新陈代谢亢进，肌肉工作能力增大，身心会进入一种"兴奋模式"。这相当于远古时代的人类所面对的危及生存的战斗模式，人类的大脑虽然进化了几十万年，现代人不会再面临那种场面，但是大脑记住了那种"战斗模式"所带来的不舒服的感觉。

既然不舒服了就要解决问题，我们当然不可能挽起袖子与压力来个生死肉搏。我们有别的方式，比如吃东西，它会激活大脑的另一种"副交感神经系统"，让人体从"战斗模式"强行切换到平日舒服的"休养模式"，大脑会以为问题解决了。多次进行情绪性进食，大脑就记住了这种面对压力的行为模式，导致了人们面对沉重的压力时，就需要美食的治愈。

除此以外，还有很多原因。比如美味的食物可以激活调控情绪的中脑边缘的多巴胺神经系统，促进多巴胺释放，令人产生快感。比如吃东西的时候，人体血糖水平会提高，当人体血糖水平相对较高的时候，情绪会更加稳定和愉悦。

"借吃消愁"一时爽，却不能一直爽

很多时候，情绪化进食往往伴有一定的"报复性进食"，具体表现在虽然不饿但嘴巴想吃，甚至吃饱了还想吃，有些人可能有暴饮暴食到呕吐等情况。不管是哪种表现，都会对身体造成伤害。

研究发现，人在积极情绪中倾向于食用健康食品，而在消极情绪中则倾向于摄取高油、高糖、有刺激性的垃圾食品，比如炸鸡、巧克力、辣条、汽水、酒精等。

长期吃垃圾食品的危害，想必我们都知道，首先是热量超标，消耗不掉的就会转变成脂肪堆积在体内，促进体内炎症反应的发展，时间一长，高血压、脂肪肝、糖尿病等慢性病就都来了。其次就是陷入不良情绪的循环。情绪性进食真的能治愈焦虑情绪吗？答案当然是"不"。情绪性进食只是在吃东西的那片刻，心情得到了愉悦放松，但是吃完后，不仅面对同样的压力，还会因为摄入太多热量而悔恨不已，又叠加了一种焦虑情绪。而人一旦焦虑，再加上原来的糟糕情绪，又会想要吃东西，吃完东西又因

为没控制住而更加焦虑……

控制情绪性进食＝减肥

有些人发胖真的是因为情绪性进食，所以只要我们想办法调节控制情绪性进食，人自然会瘦下来。那么怎么调节控制情绪性进食呢?

（1）用其他方式来缓解自己面对压力时的坏情绪。能达到调节情绪目的的不只有吃东西一种方式，我们还可以听音乐，与朋友、亲人沟通，在不打扰别人的地方大喊几声，做瑜伽，等等，这些都可以缓解压力，自我调节的方式。

（2）吃东西的时候，抛开杂念，专注品尝食物。不在焦虑情绪的时候吃东西，反过来亦如此，不要在吃东西的时候想事情或者考虑问题。我们要做的只是专注于自己所吃的食物，有意识地感受在吃什么、吃多少、吃得饱不饱、好不好吃。而且仔细咀嚼可以放慢进食速度，身体能及时接收到胃传出的饱腹信号，从而避免饮食过量给身体带来不适。

（3）不给自己暴饮暴食的机会。将自己享用食物的时间定在一日三餐，三餐吃好，不要太饿，也不要太饱，除此之外的时间绝不吃东西，将触手可及的垃圾食品送人或扔掉。

养成良好的饮食习惯和规律作息，才能保证身体处于正常节律和内分泌状态，进而提升身体各方面的功能，包括应对压力的能力。

炎症坏习惯7：社会孤立或社交媒体成瘾

生活在互联网时代，微信、微博、QQ及其他社交媒体在我们的工作中占了很大的比重，我们在上面分享生活、展示自我、发表见解、分享经验、沟通工作等。这些社交媒体真的大大方便了我们的生活。

但我们似乎有点过于依赖它们。因为社交媒体免去人们面对面交流的很多问题，使得人们在一定程度上脱离了现实世界，远离了社会，变得越来越孤独。在感到孤立，与社会割裂的不良情绪之下，人们会更依赖社交媒体。久而久之，社交媒体成瘾症就形成了。虽然现在社交媒体成瘾并不被精神医学界认为是精神疾病，但是这并不意味着社交媒体成瘾的问题不存在。

含"焦"量爆表的社交媒体

为什么现代人集体焦虑？跟社交媒体成瘾分不开。

在这一点上，"80 后""90 后"应该很有体会。互联网还不发达，社交媒体还没普及开来的时候，人们脚踏实地，一步一步去努力，实现自己的梦想，那时候，"焦虑"这个词还没有这么普遍。但是现在，我们每天打开社交媒体，扑面而来的是有人晒豪车、豪宅、炫富；有人晒娃、伴侣，秀恩爱；还有各路网红打造的虚假美好幻境……可是，照照镜子看看自己，才知道什么才是真正的现实，不得不将网红所谓的"平凡"和"普通"重新定义。这样的情况下，没点定力、心性一般的人都会被裹进焦虑情绪的漩涡里。

社交媒体占据的时间越长，健康程度越低

很多人都认为睡觉前看手机是一种放松身心的方式，殊不知手机的各种应用正在透支我们的健康。科学研究发现，视网膜受到过多的光线刺激，会严重影响它的感光作用。视神经细胞每受光线 8 分钟刺激，就会让

身体持续兴奋超过 1 小时，大脑内杏仁核所释放的褪黑素明显减少，造成生物钟混乱，最后没有"放松"反而影响了睡眠。

另外，根据美国布法罗大学研究人员的一项研究结果，过度使用社交媒体的研究参与者被发现具有较高水平的 C 反应蛋白。C 反应蛋白是一种慢性炎症的生物标志物，可预测严重疾病，如糖尿病、某些癌症和心血管疾病。除了 C 反应蛋白水平升高外，结果表明，有些身体症状也与社交媒体的使用有关，比如头痛、胸痛和背痛。

改善社交媒体成瘾

首先，我们要认识到自己存在社交媒体成瘾行为。这是最重要的，因为只有认识到了自己的问题才能正视问题，解决问题。接下来，可以考虑试试以下几种方法进行纠正。

⊙ **减少使用社交媒体的频率**

在周末或假期，把手机设置成飞行模式，在与手机、社交媒体隔离开的时段里，与周边人一起做一些有意义的事情，线下也能建立更好的联系。比如，和家人朋友好好吃顿饭；与孩子玩耍、与伴侣交谈等等。

⊙ **注意当下所做的和自我感受**

以第三视角，尝试记录一下自己在一天中，不同时长、不同时段使用社交媒体的实时感受。如果你意识到自己白天没精神，是因为半夜看短视频、刷朋友圈而睡得太晚，请一定要在睡前关闭手机或让自己远离手机。

⊙ **利用自省的力量**

自省的力量很强大，可以戒除对社交媒体的成瘾性，往往第一步要做到的是提升自己对手机或社交媒体使用程度的认知。每次使用社交媒体的时候，可以多问问自己"为什么我想用社交媒体"。

炎症坏习惯8：欠缺更高阶的人生目标

人总想要自己活得舒服点，只是有人的"舒服"是身体的舒服，有人的"舒服"是心理上的舒服。最高级的"舒服"是身心都舒服。

只追求身体舒服

只追求身体舒服的状态类似于躺平，其实很想要舒服的生活，但是欠缺更高阶的人生目标，只知道舒服就可以。而且这类人很容易把娱乐活动当成舒服，因为这样的舒服最容易。工作上已经驾轻就熟，没什么挑战性，无须多费心力，也无心学习新技能。晚上回家熬夜追剧，看短视频，玩游戏，看直播，时间就这么过去了，等到睡觉，时间已至凌晨。

吃饭的话，也懒得自己动手做，动动手指点个外卖，半小时以内就能吃到任何自己想吃的东西，怎么舒服怎么来。至于运动锻炼，看看别人运动可以，但自己来就不行，平时爬楼都喘个不停，别提去刻意虐自己了。

只把身体的舒服当成生活的目的就是如此。饮食很随便，甚至不健康；几乎无运动，能躺着绝不坐着；平时不学习，大脑思维固化。这些"舒服"的背后都是诱发身体炎症反应的元凶，饮食不健康，肠胃会出现问题，或者出现高血糖、高血压、脂肪肝的问题；平时不注意运动，身体臃肿肥胖，体重高，又因为不锻炼关节周围肌肉，导致力量弱，很容易得关节炎；大脑淹没在各种娱乐活动中，不思考、不动脑，容易引起反应迟钝、理解能力差等问题。

只追求心里舒服

什么叫"只追求心里舒服"？就是只顾着追求自己想要的，忽视了身体健康。他们有高远的人生目标，但水平并不高。

比如有人只对赚钱感兴趣，每天做的事情都是向钱看，对工作或赚钱以外的事情都不感兴趣。为了赚钱牺牲自己的休息时间，给了自己太大的压力。如果因为什么事情耽误了工作，则会满腹牢骚，一脸不开心。尽管压力已经很大，他们还会对自己提高要求，没达成目标又会焦虑不已，怀疑自己。

比如有人只对完成事业上的理想和抱负感兴趣，是别人眼中的"加班机器""工作狂"，工作生活没有界限，不管是下班在家、周末、假期旅行，都带着工作用的电脑，手机 24 小时开机在线，随时保持工作的状态。吃饭吃不好，睡觉也睡不好，但是他们毫不在意，毕竟为了达成事业和梦想，可以放弃一切。

有压力才有动力，每天与时间赛跑的日子确实很充实，内心来不及空虚，心理上很有成就感。但是这背后是自己的身体任劳任怨的付出。久而久之，身体就会忍不住提醒了，可能是颈椎病、眼干燥症、睡眠障碍、肠胃炎等等，它希望能得到重视和妥善照顾。

身心都舒服才高级

什么算是高阶的人生目的？首先基于自己的身体健康，从洞察自己的身体开始，了解自己的身体和心理，发现自己的优劣势，确定自己的目标，施展自己的能力和才华，在有意义的生活中体验快乐，而且这种快乐往往是长久的。

钟南山先生说过："什么时候，你把体质锻炼和功能锻炼看成跟吃饭、工作、睡觉一样，是生活中不可或缺的重要组成部分，那么，你的境界将会达到一个新高度。"说的就是这个道理。

　　每个人都有所谓的人生境界，只是不是每个人都知道。其实人生境界无非就是一种活法而已，就是每个人怎么去做人、做事。我们生活的目的不过是寻求身心的统一和安宁，但是没有一个健康的身体，其他都是枉谈，所以，请先照顾好自己的身体。

第 **4** 章

抗炎食疗

现在，越来越多的人认识到，

依赖药物并不能真正使机体康复，也不能真

正复原免疫系统。原因很简单，因为药物的成分

不完全是细胞修复所需要的成分，存在潜在的副作用

风险。与药物不同的是，通过营养型食品来调养，只要

有充足的蛋白质、维生素、矿物质、脂肪等营养物质，

假以时日，人体就会自动启动自我修复的过程。细胞

会不断地进行"新陈代谢"和"自我修复"，经过

一段时间，受损的组织和器官就会被软性置

换，恢复正常功能。

1.抗炎食疗第一步：普通级"核心4"路线

饮食是影响健康的关键因素。在用营养食品调养以前，你需要弄清楚自己的身体特质。虽然有那么几种比较容易造成发炎的食物，但是每个人的体质都不一样，在别人那里容易造成发炎的食物，在你这里并不一定，反之亦然。所以，我们首先要做的抗炎食疗第一步就是结合自身特点，剔除人体不耐受的食物。

你可以参考以下时间规划来完成这个步骤

- 前四天：每天剔除一种炎症性食物。

- 四周（第5天至第32天）：再选择并剔除至少四种炎症性生活习惯，尝试新的食物，用新的饮食方式吃饭。

- 四周后（第33天之后）：通过具体且有系统的方法，将已经剔除的四种食物重新引进，一次一项即可，目的是确定这些食物当中的哪几项造成发炎。

- 最后：建立一份个人化的食物生活清单，里面包含对你有益的食物和该避开的食物。

- 注意：先安抚好自己的身心，才能感知到身体对炎症性食物的真实反应。

可以剔除的四种核心食物参考

食物不耐受或食物过敏性疾病并不少见，如果经常发生不明原因的腹泻，进食后不舒服、胸闷、胀气、排便异常，应想到这种情况，可采取"剔除食物"试验。

⊙ 谷物

这里的谷物是指所有谷物，既包括含麸质谷物，也包括无麸质谷物。之所以首推谷物，是因为许多人对所有类型的谷物都有炎症反应，所以，只能用这个方法来断定你是否对谷物敏感。这对一个中国人来说无疑是痛苦的，但是知道自己对谷物是否敏感非常重要。这就像是一场大筛选，这意味着你要在你的可用食物清单中划掉含小麦、黑麦、大麦、大米、小米、玉米、燕麦、糙米、藜麦，以及用这些谷物制成的任何食品。

⊙ 含有乳糖和酪蛋白的乳制品

乳制品在你的饮食中可能也占了很大比重，当然，有可能食用乳制品不会造成炎症反应。但是，现在你必须暂时告别乳制品，才能得到真正的结果。这里的乳制品主要包括动物奶（主要是牛奶和羊奶）、任何酸奶、冰淇淋、奶酪和咖啡奶精。

⊙ 各种类型的甜味添加剂

所谓甜味添加剂，顾名思义，就是添加到食品中可以提升食品甜度的添加剂。我们常见的甜味添加剂有蔗糖、玉米糖浆、龙舌兰蜜，还有枫糖浆、椰枣糖浆、椰子糖、甜菊糖、罗汉果、木糖醇之类的糖醇类，以及具有同样效果的其他任何东西。其实，这些甜味添加剂是非常不健康的，即使它们在你身上不会引发炎症（当然这种可能性很小），也应该尽量少或者彻底不摄入这种甜味添加剂。

⊙ **炎症性油品**

与甜味添加剂相似，炎症性油品也是在大多数人身上会引起炎症反应的食物。炎症性油品一般都经过了高度加工，常见的有玉米油、大豆油、芥花籽油、葵花子油、葡萄籽油、蔬菜油。

2.抗炎食疗第二步: 严重级 "剔除8" 路线

现在，你可以在第一步测试结果的基础上，继续剔除容易引起食物不耐受的另外四种炎症性食物，加上第一步已经剔除的四种，一共是八种。

你可以参考以下时间规划来完成这个步骤

"剔除食物" 试验需要耐心，如果你选择 "剔除 8" 路线，你的计划实施如下。

• 前八天：剔除八种炎症性食物，包括第一步剔除的四种核心食物，每天剔除一种炎症性食物。

• 八周（第 9 天至第 40 天）：去除前八天排除出来的八种炎症性食物，同时选择并剔除八种炎症性生活习惯，尝试新的食物，用新的饮食方式吃饭。

• 八周后（第 41 天之后）：通过具体且有系统的方法，将已经剔除的八种食物重新引进，一次一项即可，目的是确定这些食物当中的哪几项造成发炎。

• 最后：建立一份个人化的食物生活清单，里面包含对你有益的食物和该避开的食物。

注意：为什么要等八周？

因为八周的时间足够冷却你的炎症，对这些已经离开你生活中的食物，你的身体再次遇到一定会很敏感！在八周之后，哪些回归的食物让你的身体感到不适，你能明显感觉到。

可以剔除的八种炎症性食物参考

除第一步已经提到的四种核心食物：谷物、乳制品、添加的甜味剂、炎症性油品外，还有不少食物易引起食物耐受不良。

第二步要继续剔除的四种炎症性食物如下。

⊙ **荚果**

荚果常常因为脂肪含量低，不含胆固醇，富含叶酸、微量元素等被推崇为健康食材明星。但是，荚果内含凝集素、植酸盐，以及其他可能造成发炎的蛋白质，有些人食用荚果完全没问题，但是也有很多人对荚果有炎症反应。比较常见的荚果类食材主要有扁豆、黑豆、斑豆、白豆、花生、大豆及豆制品。

⊙ **坚果和种子**

坚果和荚果同属于干果，它也与荚果一样，含有很多可能会造成发炎的物质，而且，对一部分人来说，坚果和种子是难消化的代名词。常见的坚果和种子主要有杏仁、腰果、榛子、核桃、葵花子、南瓜子、芝麻籽等。

⊙ **蛋（全蛋或蛋清）**

之所以强调全蛋和蛋清，是因为许多人仅对蛋清中的白蛋白过敏，而有些人是对全蛋过敏。

⊙ 茄果类蔬菜

这类蔬菜之所以容易造成发炎，是因为茄果类蔬菜大都含有容易引发炎症的生物碱。常见的茄果类蔬菜主要有番茄、甜椒、辣椒、土豆、茄子、黄瓜等。

除此之外，需要强调的是，在这八周的时间里，你可能需要暂时戒断咖啡和酒。咖啡因可能会对脑与肾上腺的沟通造成压力，酒精则给肝脏带来额外的负担，非常不利于我们的测试。如果你对咖啡因有需求或者一下子难以戒断咖啡，你可以每天享用 1～4 杯的有机绿茶或白茶，因为绿茶和白茶虽然也含咖啡因，但它们的咖啡因含量很低。重要的是，它们都是可以降低炎症的饮品，可以有效缓解因戒断咖啡带来的戒断性头痛。

3.蛋奶素食者和纯素者的注意事项

蛋奶素食者和纯素者看到抗炎食疗的两步，可能会不知所措。因为很多纯素者都偏爱食用大量谷物、坚果、种子、荚果等高碳水化合物食品，还有很多素食者选择从蛋和乳制品中取得大部分的蛋白质，按照第一步和第二步的剔除路线，他们的菜单上会少了一大部分选择。怎么解决这个问题？

如果你是可以尝试接受动物制品的素食者

如果你不是那么严格的素食者，或许你可以暂时尝试另一种可能性，因为这只是一个测试，测试结束后你还是可以坚持自己的饮食方式。

前面也提到，按照第一步和第二步的剔除路线，素食者将要断掉谷物、坚果、种子、荚果等高碳水化合物食品，还有乳制品和蛋，素食者又不能只喝水和空气，所以，建议那些可以尝试接受动物制品的素食者，少量地吃一些动物制品，以平衡营养。这真的很有必要，因为你一直以来坚持的饮食方式也许并不适合你，毕竟谷物、坚果、种子、荚果等食物都含有大量凝集素和植酸盐，这些都是潜在的炎症性抗营养物质；而乳制品和蛋的蛋白质也很有可能是造成发炎的原因。当然，尝试新的饮食方式的魅力就在于，我们无法预知结果。也许你会发现你就是适合素食，那是生命的指引；也许你会发现尝试新的饮食方式给你带来了好的转变，那么，恭喜你找到了真正适合自己的饮食方式。

要注意的是，尝试新的饮食方式也是要循序渐进的，意思就是你也不必每顿饭都得吃动物制品，你的饮食仍然是以果蔬为主。至于可以加入的动物蛋白制品，推荐一些鱼肉和海鲜。

如果你是坚决反对任何动物性制品的严格素食者

不管你是出于什么原因而坚持吃素，没有人可以左右你的选择。方法是死的，人是活的，你可以稍微调整抗炎食疗的方案，以下是可以给你参考的建议。

· 你可以只执行剔除四大类最有可能造成发炎的核心食物这一步，尽管你的第一步测试结果可能建议你继续进行第二步。你要做的是，看看自己的身体如何回应第一步的测试。你还是可以吃荚果、纳豆之类的发酵大豆、坚果、种子和蛋。

· 如果你想继续进行第二步剔除八种炎症性食物，也可以破例少量地食用荚果、坚果、种子。

• 想要尽量大幅度地降低荚果、坚果、种子等引发炎症的成分水平，可以将它们放入纯净水中浸泡至少 8 小时。除此之外，还可以尝试用压力锅烹煮豆类和扁豆之类的荚果，以快速、高效地降低这些食物所含的潜在炎症性凝集素和植酸盐。

• 在欠缺动物性蛋白质的情况下，要使血糖维持在稳定正常的水平，可以选择一些低果糖水果，比如鳄梨、奇异果、香蕉、柠檬、蓝莓、哈密瓜、小柑橘、厚皮甜瓜、百香果、橙子、木瓜、凤梨、草莓、葡萄柚、樱桃等。

• 选择良好的蛋白质来源，比如有机、非转基因发酵的豆制品。

• 选择健康的植物脂肪，比如椰子、鳄梨、橄榄及橄榄油、椰子奶、无糖的椰子酸奶，以及杏仁奶、无糖的杏仁酸奶等。

4.改善脑神经系统的食品

越来越多的人意识到现代人的注意力问题、焦虑及抑郁等情绪问题、记忆问题等的根源都是脑部或神经系统发炎。脑部一旦发炎，会出现脑雾、注意力不集中、焦虑或抑郁、记忆力不好等问题。时间一长，有可能会造成认知障碍或自体免疫性疾病，甚至会失智。

科学研究证明，以上所有脑部及神经系统发炎的罪魁祸首是血脑屏障渗漏。血脑屏障渗漏常与肠漏症有关，其炎症反应的机制是：消化系统与脑部的"紧密连接"，这可能促使脂多糖的细菌内毒素进入循环系统，引发炎症反应。

可以预防和改善脑部炎症的食物

既然脑部炎症与消化系统紧密相关，那么，从与消化系统最紧密的饮食入手再适合不过。以下是可以预防和改善脑部炎症的食物。

⊙ **野生捕捞鱼**

因为野生鱼含有补脑的高浓度 DHA，是一种 ω-3 脂肪酸，是大脑和视网膜长链脂肪酸的主要构成。补充 DHA 可以有效促进大脑发育，改善大脑功能，有助于保持思维清晰和注意力集中，可以增强记忆力与思维能力，还能促进神经细胞的成长。

⊙ **MCT油**

MCT 代表中链甘油三酯，是一种饱和脂肪酸，萃取自椰子油和棕榈油，已证实可以加强注意力、精神耐力和专注力，有效维护认知功能和心理健康。

⊙ **猴头菇**

猴头菇内含神经生长因子 NGFs，有助于再生和保护脑组织。

⊙ **刺毛黧豆**

其又叫天鹅绒豆、刺毛黎豆。它是印度阿育吠陀医学中常用的一种草药，富含神经递质多巴胺的前驱物左旋多巴，可以支持中枢和周围神经系统，帮助身体适应压力。

⊙ **磷虾油**

磷虾油比鱼油更好，内含比多数鱼油强 50 倍以上的强效抗氧化虾青素。此外，磷虾油含有磷脂酰胆碱和磷脂酰丝氨酸，它们可以维持脑部和神经的功能。

⊙ **镁**

镁元素可以支援脑受体，促进学习和记忆功能，增加神经可塑性和心智清明度。科学研究已认定，焦虑、抑郁、注意力不集中、多动症、偏头痛、脑雾之类的脑部问题都与镁元素的缺乏有关。甘氨酸镁和苏糖酸镁是人体最容易吸收的两种形式，分别有助于平息焦虑和改善认知功能。

⊙ **缬草根**

其内含可以调节神经递质的物质缬草酸。脑源性神经营养因子是一种蛋白质，可以促进神经元的生长和功能。健康的神经递质水平是增加脑源性神经营养因子所必需的。低脑源性神经营养因子水平与记忆受损、阿尔茨海默病相关联。

5.改善消化系统的食品

还是借用希波克拉底那句话："所有的疾病都始于肠道。"随着对肠道微生态的重要性认识，临床医学也证实，所有的慢性疾病患者几乎都因某种程度的肠道发炎导致消化功能障碍，比如便秘、腹泻、小肠细菌过度增殖、腹胀、胃食管反流，即使症状轻微。

就算除了和消化系统问题紧密相关的慢性疾病，慢性消化问题也可能会引发其他潜在的问题，例如，长期胃食管反流引起的食管损伤黏膜，以及食管外表现，如睡眠障碍、咳嗽等。

因此，首先要平息消化道中的炎症，使其痊愈复原并能更好地运作，然后使其在你的整个身体系统中产生涟漪效应。下面是可参考的对消化系统很有好处的一些食品。

⊙ **煮熟的蔬菜**

为什么是煮熟的蔬菜而不是生的蔬菜？原因很简单，因为煮熟的蔬菜更容易消化，不会给消化系统带来负担，让身体轻松地吸收营养物质。但要注意的是，并非煮得越熟越好，过度烹饪会导致某些营养素的急剧减少，包括水溶性营养素，如维生素 C 和 B 族维生素等。

⊙ 大骨汤和南姜汤

煮大骨汤的时间不要超过 8 小时，因烹饪时间过长会产生致炎性组织胺。要降低致炎性组织胺造成的影响，可以改用压力锅来煮，以减少烹饪时间。南姜汤用南姜制成，是一道蔬食汤品。大骨汤和南姜汤都具有抗炎作用，可以有效改善肠道炎症，而且都可以直接喝或用作汤底。

⊙ 发酵的蔬菜和饮料

德国酸菜和韩国泡菜之类的发酵蔬菜、发源于高加索发酵牛奶饮料的椰子酸奶酒之类的发酵饮料（不加糖）、甜菜根格瓦斯、康普茶均含有可以恢复和维持良好肠道细菌的有益细菌。

⊙ 益生菌

益生菌是"来自发酵食品和培养牛奶中的活生物体"，通常也被称为有益细菌，有助于改善肠道细菌的平衡。另外，益生菌可以促进消化吸收，提高免疫力，增加细菌的多样性，可以使肠道微生物群更加多样。

⊙ 谷氨酰胺补充剂

当肠道黏膜受到损伤时，谷氨酰胺可以促进肠道黏膜修复，调节免疫系统平衡。

⊙ 甜菜碱盐酸盐之类的消化酶

肠道受损修复的过程中，胃蛋白酶、牛胆汁和甜菜碱盐酸盐之类的消化酶可以帮助身体消化蛋白质和脂肪。

⊙ 天然甘草萃取补充剂

从甘草根中提取出的天然物质可以舒缓和治愈发炎的肠壁。

6.改善排毒系统的食品

前面提到过我们人体有一套完善的、动态的自然排毒系统，包括肝、淋巴系统、肾和胆等。正常情况下，大多数毒素可以被及时清理和移除，包括酒精、大气污染、水污染、农药残留等有害人体健康的致病物质，也包括人体在新陈代谢中产生的各种废弃物。

但是，如果人体处于病理状况，或者长时间处于过度劳累、工作紧张、睡眠不足等情况下，这些排毒系统就会因为炎症而受到损伤，导致排毒出现障碍，你就极有可能会感到一种"有毒"的感觉。体内废物和垃圾毒素的堆积会导致更多的炎症发生，进而导致习惯性便秘、身体疲劳、情志精神疾病等，甚至引发肝炎、高血压、冠心病、脑血管病、肥胖症、糖尿病等严重的慢性疾病。

所以，当排毒系统出现炎症，一定要及时处理，及时将排毒系统中的炎症消除，身体内堆积的垃圾和毒素才能顺利排出，恢复身体的自然排毒系统功能。以下是利于排毒系统的食品。

⊙ **蒲公英茶**

蒲公英茶对金黄色葡萄球菌及其他一些细菌具有抑制和清除作用，能够起到抗菌消炎的作用。它还含有 B 族维生素，可以加速人体内毒素的代谢。

⊙ **螺旋藻补充剂或螺旋藻粉**

这种藻类具有强大的排毒特性，可促进体内产生的毒素、废物或异物排出体外，而且对人体器官有一定的修复作用。

⊙ **红三叶草花茶、粉末或补充剂**

红花苜蓿含有很多营养素，包括钙、铬、镁、烟碱酸、磷、钾、维生

素 B_1 和维生素 C 等，是一种护肝补品，帮助促进有效的排毒。

⊙ 水飞蓟补品

奶蓟草一般是指水飞蓟，水飞蓟含有的水飞蓟宾是有效护肝成分，可以有效地保肝护肝。

⊙ 香芹和芫荽

香芹和芫荽含有的某些成分对重金属有螯合作用，可以促进铅和汞之类的重金属排出，是天然的解毒剂。

⊙ 含硫蔬菜

蒜、洋葱、甘蓝、高丽菜、花椰菜、青花菜和青花菜芽等含硫量高，它们能帮助肝脏分解毒素和重金属，使身体摆脱毒素和重金属的伤害。而且就效用来讲，青花菜芽比青花菜更强大。青花菜芽的萝卜硫素有助于维持健康的排毒通路。

⊙ 绿叶蔬菜

羽衣甘蓝、菠菜、牛皮菜之类的深色绿叶蔬菜含有叶酸，对开启解毒通路至关重要。苦味的绿色蔬菜，例如宽叶羽衣甘蓝、芥菜、芝麻菜等也有养护肝脏的功能。

除了以上利于排毒系统的保健食品，还有一个方法可以促进排毒系统排毒，那就是干刷。洗澡的时候，在开始淋浴前，先用特殊的干刷刷拂皮肤。刷腿部和手臂时，从下往上刷；刷躯干时，朝腋窝和腹股沟方向刷，或是朝身体的中心刷，因为这些位置都是淋巴结高度集中的地方。每天这样干刷可以促进淋巴系统的运行，将过多的体液、淋巴液，以及其所携带的废物排出体外，还可以消除因淋巴流动缓慢而造成的身体浮肿。

7.维持血糖平衡的食品

如果血糖经常太高，你就有胰岛素抵抗的危险，而胰岛素抵抗往往是糖尿病、心血管疾病、某些癌症及失智等因代谢失衡导致疾病的重要前兆。

胰岛素抵抗起因于"摄入过量的碳水化合物"造成体内血糖大幅攀升，使胰脏要分泌更多胰岛素将血糖送往细胞，但细胞内的糖分已经饱和，三者在相互作用之下不仅可能导致肥胖、代谢综合征，甚至形成糖尿病。

糖尿病可不是闹着玩的，它会引起众多并发症，包括心血管疾病等大血管疾病和肾脏、眼睛及神经系统的微血管疾病，进一步增加了健康损害。一旦发展成糖尿病，大概率只能依靠长期治疗了，要想痊愈是很困难的。但在胰岛素抵抗阶段还来得及挽救，如果随时注意自己的体重、血糖与饮食、运动，就能做到有效预防。

2022 年发表于《糖尿病》杂志的研究发现，健康的植物性食物，如水果、蔬菜、坚果、咖啡、豆类等，可以降低健康人群罹患 2 型糖尿病的风险，且有助于预防糖尿病。下面具体给出了一些可以用于平稳血糖的食品参考。

⊙ **肉桂**

注意这里的"肉桂"是肉桂茶的"肉桂"，非中药中的肉桂。你可以尝试肉桂茶，也可以在热饮、水果或其他食物中加入肉桂。因为肉桂含有原花青素，可以使脂肪细胞中的胰岛素信号传递活性做出良性的改变。临床研究已经证实，肉桂可以降低 2 型糖尿病患者的血糖水平和甘油三酯。

⊙ **灵芝**

灵芝可以用来抑制甲型葡萄糖苷酶，促进淀粉的分解。服用灵芝后，体内会产生一种类似胰岛素的物质，可以提高胰岛细胞的活力，加速体内葡萄糖的代谢，进一步降低血糖水平。

⊙ **小檗碱补充剂**

小檗碱是一种植物生物碱，在中药疗法中，黄连的小檗碱降血糖效果明显。小檗碱对胰岛 β 细胞有修复作用，还可以延缓碳水化合物分解成糖类，保持血糖平衡，而且在调节糖尿病患者的血糖方面，已被证实与二甲双胍的效果一样。

⊙ **抹茶**

抹茶并非绿茶粉，而是绿茶内含有的一种名为"表没食子儿茶素没食子酸酯"的化合物，是儿茶素中含量最高的成分，有助于稳定血糖。以抹茶粉形式直接食用，或者饮用绿茶是增加抹茶摄入量的好方法。

⊙ **D-手性肌醇补充剂**

D- 手性肌醇是以苦荞为原料，分离纯化而得来的。这个营养素多存在于豆类、荞麦等植物中，在胰岛素信号传递中扮演重要的角色，有胰岛素增敏作用，可以降血糖，且可降低胰岛素抵抗。

⊙ **苹果醋**

苹果醋是常见的厨房食材，有助于降低空腹血糖值，还可以大幅提升胰岛素的敏感性，改善身体对糖的回应方式。

⊙ **高纤蔬菜**

具有"全食物"植物来源的膳食纤维，在提升胰岛素敏感性和降低葡萄糖代谢两方面尤其有效。

⊙ **铬补充剂**

铬是矿物质，在胰岛素信号传递通路中扮演重要角色。除了可以降低甘油三酯和胆固醇水平外，铬还可以提升胰岛素的敏感性，改善血糖水平。

8.调节内分泌系统的食品

内分泌系统与免疫系统、神经系统一起，在人的生命过程中起着平衡调节的作用，是一种有机组合的"自体调节效应"，发挥着分布体液、传导刺激、推动各器官组织的正常活动的作用，特别是发挥着抗感染、抗损害、抗疲劳和延缓衰老的作用。

明明吃得很少，体重还是不断上升，喜怒无常，经前期综合征，体毛过多，经期不规则或痛经，被妇科疾病或乳腺疾病时不时骚扰……如果你有以上问题中的任何一个，那你可以考虑自己很可能是内分泌失调。当然，如果你去医生那里诊断，临床上并没有"内分泌失调"这样的诊断，而是会具体到某个腺体，如甲状腺、肾上腺、垂体等，判断其功能到底是亢进还是低下。

一旦内分泌系统出现失衡问题，除了药物治疗，饮食调理也很关键，下面是一些有益于内分泌系统的食品推荐。

⊙ **海菜**

海菜即来自海洋的植物，营养丰富，味道鲜美。常见的海菜主要有海带、紫菜、紫红藻、昆布、裙带菜、洋菜等。它们都富含用来制造甲状腺激素的碘。而每一个细胞都需要甲状腺激素才能正常运作。

⊙ **野生捕捞的鱼**

尤其是鲑鱼、鲭鱼、沙丁鱼。这些鱼富含维生素 D，可以维持数百个不同的代谢通路，而且内含维持激素平衡的健康脂肪酸。

⊙ **圣洁莓补充剂**

圣洁莓是一种名叫西洋牡荆树植物的果实，含有和人体黄体非常相似的物质，可以通过天然的方式维持健康的孕激素含量，平衡孕激素与雌激素的比例。

⊙ 南非国宝茶

南非国宝茶是来自非洲红色灌木的鲜红色茶,可以平衡压力激素之一皮质醇的水平,维持肾上腺的功能。

⊙ 印度人参补充剂

印度人参可以提供最优的皮质醇平衡剂,可以缓慢提高甲状腺激素,进而维持下丘脑 - 垂体 - 肾上腺轴和甲状腺的稳定状态。当你情绪波动大,或者处于激素引发的焦虑情绪中时,它能帮助你感到平静。

⊙ 月见草油补充剂

月见草油含有维持激素的 ω-6 脂肪酸 GLA（γ - 亚麻酸）和 LA（亚麻油酸）,有助于缓解更年期、经前期综合征和多囊卵巢综合征,以及激素引发的痤疮等内分泌失调问题。

⊙ 五味子

五味子的干果是一种中药,其鲜果有养护肾上腺的作用,在饮食调理中,可以加到冰沙或茶中来享用。

9.促进肌肉骨骼健康的食品

有关节炎、风湿病的人都知道饱受肌肉和骨骼疼痛困扰的滋味,这种肌肉和骨骼的疼痛在临床上被叫作慢性肌肉骨骼疼痛。造成这种疼痛的原因很复杂,比如炎症、神经系统结构变化等等。其中,炎症是许多肌肉骨骼疾病的主要原因,持续性炎症也是形成慢性肌肉骨骼疼痛的重要原因。

身体结构中的炎症使你的身体纠在一起,可能产生各种类型的疼痛效应——从紧绷、肌肉和关节酸痛，到骨关节炎、纤维肌痛、驻留在关节中的自体免疫性疾病（例如类风湿性关节炎、干燥综合征、红斑狼疮）。炎症还可能会连累关节、肌肉、结缔组织结构，使你因这些结构过于松散而容易受伤，或是因这些结构过度紧绷而容易疼痛和僵硬。

所以，必须要降低这些部位的炎症，否则你很可能会因为关节损伤和肌肉虚弱而出现慢性疼痛、无法运动，乃至残疾。下面是促进肌肉骨骼健康的一些食品，仅供参考。

⊙ **甲基硫酰基甲烷（MSM）补充剂**

甲基硫酰基甲烷是一种含硫化合物，可以通过其天然的抗炎作用减轻关节和肌肉疼痛。

⊙ **姜黄**

姜黄是一种古老的药用香料。其内所含的类姜黄素和其他有益化合物，有强大的抗菌消炎作用，而且姜黄是最有效的抗炎香料之一。

⊙ **胶原蛋白粉**

胶原蛋白是一种生物高分子物质，在动物细胞中起结合组织的作用。服用胶原蛋白粉，可以帮助支持骨骼完整性，有助于修复结缔组织，并通过支持肌肉纤维吸收和肌肉收缩来改善肌肉功能。

⊙ **硫酸盐葡萄糖胺补充剂**

硫酸盐葡萄糖胺补充剂有助于修复软骨和促进关节润滑液的生成，进而使关节恢复健康、减轻疼痛和抑制发炎。研究显示，硫酸盐葡萄糖胺具有明确的减轻疼痛和增加润滑液流动性的作用。

⊙ **大麻二酚油**

大麻二酚油来自火麻或大麻属植物，有助于抗风湿性关节炎。注意，虽然是提取自大麻属植物，但是大麻二酚是提炼出来的，不具有成瘾性，吃了完全不会亢奋。

除了以上保健食品可以用于缓解肌肉骨骼的炎症，下面再介绍三种同样能有效缓解肌肉骨骼疼痛和抗炎的非食物方法。

⊙ **红外线桑拿浴**

红外线桑拿浴可以抵抗炎症，让人感觉放松和压力减轻。当然如果你对高温很不耐受，就不要采取这种方法了。

⊙ **冷冻疗法**

冷冻疗法是用极冷的温度在短时间内降低炎症水平，它可以快速缓解疼痛。同样，如果你对低温很不耐受，就不要采取这种方法了。

⊙ **按摩**

按摩能快速瞄准并缓解肌肉的疼痛和紧张，比如中医按摩、瑞典式按摩法、出发点按摩疗法、肌筋膜放松术、深层组织按摩手法等。

10.调节自身免疫系统的食品

自身免疫病是机体免疫功能紊乱而导致组织器官受损的一类疾病，包括类风湿关节炎、系统性红斑狼疮、多发性硬化症、自身免疫性肝炎、炎症性肠胃病、乳糜泻、牛皮癣、硬皮病、白斑病、恶性贫血、桥本甲状腺炎、艾迪生病、格雷夫斯病、干燥综合征、1 型糖尿病、化脓性汗腺炎等。

就大部分自身免疫病来说，炎症是其主要致病因素。自身免疫病是免疫系统攻击其自身组织的一种疾病。因为免疫系统功能紊乱，所以它以为自己身体的组织是外来的入侵者（就像病毒或细菌），从而对自身的组织发起攻击，导致自身组织器官受损。

在过去，自身免疫病是一种非常罕见的疾病，然而现在却很常见，而且自身免疫病的种类也很多，大约有100种不同且可以被识别的自身免疫病。当然这是医学科学进步的体现。我们有理由推断，随着人类发现更多各种疾病如何运作的方式，自身免疫病的数字将会持续上升。

综合分析各种自身免疫病不难发现，免疫系统最常攻击的组织结构为消化系统、关节、肌肉、皮肤、结缔组织、脑和脊髓、内分泌腺体（例如甲状腺和肾上腺）和血管等。只是每个人身体特质和健康水平不一样，导致在某些人身上，自身免疫病可能很轻微，而在其他人身上却可能使器官衰竭，甚至危及生命。

不管你是已经患有自身免疫病，还是没有被诊断出患有自身免疫病却存在相关症状的，不要忘了，体内以免疫为主的炎症是不会停止的，它一直在发展，因此，你自己必须抓住每分每秒来调理身体，尽最大努力去"冷却"免疫系统的炎症。下面是针对自身免疫病的饮食建议，仅供参考。

⊙ **草饲或放牧动物的内脏器官**

动物内脏内含有真正的维生素 A、生物可利用的 B 族维生素，以及铁一类的矿物质，且含量丰富程度胜过任何食物。研究已证实，缺乏维生素 A 与自身免疫病有关，故应该迅速为内脏器官补充不足的维生素 A。

⊙ **特级初榨鳕鱼肝油**

初榨鳕鱼肝油就是我们所谓的健康脂肪，它含有丰富的脂溶性维生素，有了这种脂溶性维生素，免疫系统才能保持健康、适当地运作。

⊙ **鸸鹋油**

鸸鹋油来自很像鸵鸟的鸸鹋，富含维生素 K_2，有助于平衡被称为诱导型一氧化氮合酶的重要酶系家族，可沟通并调节引起炎症反应通路。

⊙ **青花菜芽**

青花菜芽拥有含量最高且可维持甲基化的萝蔔硫素，这个成分可以大幅降低炎症并适当地维持 T 细胞功能。

⊙ **接骨木莓果**

接骨木莓果有助于平衡免疫系统，通常以液体补充剂的形式存在。而且它还有很强的抗病毒能力，特别是对缓解咳嗽、发烧、呼吸道感染等有效。

⊙ **黑孜然籽油**

黑孜然籽油来自黑种草植物，俗称黑油。对自身免疫病有独特的能力，既能保护免疫系统，又不增加系统对身体的攻击。

⊙ **紫檀芪补充剂**

紫檀芪与白藜芦醇非常相似，在蓝莓中含量最高。紫檀芪的独特之处在于，它可以根据疾病的性质和衰老过程，通过上调或下调这些途径来改变异常的细胞代谢途径。

⊙ **水克菲尔、椰子水克菲尔和酸奶酒等**

这些饮品都属于发酵饮品，它们含有自然形成的维生素 K_2，是发酵过程的副产物。而且，这些饮品还内含克菲尔多糖体，这种独特的糖可以降低炎症、安抚免疫系统。

11.多炎症的保健建议

如果你的身体已经有多个炎症区，那说明你的身体健康已经严重受损了。这个时候，如果不采取措施治疗干预，未来你要面对的将是慢性疾病，当然也有可能你已经得了某一种或几种慢性疾病。这个时候，你更应该做出一些努力和改变，从饮食、生活习惯、心理等方面都要做出改变。以下是针对多炎症患者的保健建议。

⊙ **限时进食**

限时进食是一种新的饮食模式，是间歇性禁食中的一种。它是指将一天中的食物摄取集中在数小时内（一般为 8～12 小时）且不限制热量摄入数量，它只控制饮食的"窗口"，而不改变饮食中食物的组成。与其他饮食干预模式相比，限时进食强调的是特定时间的进食而不是热量摄入的数量或饮食结构。研究显示，限时进食可以改善空腹血糖、减轻体重和肥胖、改善炎症，还可以增加肠道微生物多样性。

⊙ **多吃有利于抗炎的食物**

食用油方面，多吃含有多种不饱和脂肪酸的亚麻籽油、紫苏籽油、橄榄油等；肉类方面，多吃富含 ω-3 脂肪酸的三文鱼、鲭鱼、金枪鱼等多脂海鱼；蔬菜方面，多吃富含维生素 E 的菠菜、西蓝花等深绿色蔬菜；主食方面，少吃精白米、面，多吃杂粮和薯类；水果方面，多吃覆盆子、蓝莓等莓果。

⊙ **多喝水，尤其多喝热水，同时建议每天喝水量在2000 mL左右为宜**

虽然很多炎症不是单靠喝水就能够解决的，但是喝带有一定温度的热水，可以增加血容量、加快血液循环速度，进而提高体温，有一定灭菌、消炎作用。此外，多喝水还可以促进排尿，这样血液里的炎症物质就有更多的机会随着尿液排到体外。

⊙ **保证睡眠**

获得充足的睡眠是健康的关键，睡眠有助于调节骨髓炎症细胞的生成和血管的健康。相反，睡眠中断会破坏对炎症细胞生成的控制，导致更多的炎症和心脏病的发生。因此，保证每天 8 小时睡眠，避免熬夜，养成良好的生活作息是非常必要的。

⊙ **坚持运动锻炼**

只要你不是过度运动，都是可以帮助降低炎症的，而且可以预防慢性低度炎症相关的疾病发生。结合自己的身体状况，先给自己制订一个合适的健身计划。健身计划可以在专业健身教练的指导下完成，也可以通过自学一些健身与肌肉骨骼知识再制订。可以包括力量训练、耐力运动、疾速短跑和其他一些低强度运动的平衡，既可以帮助你的身体降低炎症水平，也可以实现多方面的健康。

⊙ **利用好益生菌**

世界卫生组织（WHO）对益生菌的定义是：通过摄入适当的量，对食用者的身体健康能发挥有益作用的活菌。益生菌可以通过纠正肠道菌群失衡，改善肠道微生态，增加肠壁致密性，抑制细菌及其代谢产物移位，进而抑制促炎信号通路，调节 CD4+T 细胞分化并抑制促炎因子的产生。但要注意，服用益生菌不要时间太长，一般情况下 2 周即可。而且肠道健康人群也没有必要服用益生菌。

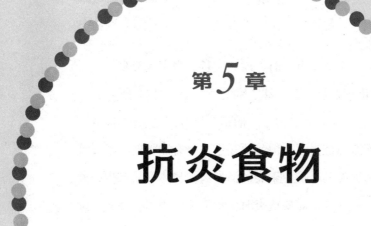

第 5 章

抗炎食物

绿色植物食材
黄（橘）色植物食材
白色植物食材
······

季节交替之时，冷热交替，很多人容易

出现发烧、流鼻涕、喉咙发炎等上呼吸道感染

症状，这时候，很多人的第一反应是吃点消炎药或

直接服用抗生素。但是要知道，一有症状就吃各种消

炎药，尤其是抗生素类的消炎药，身体容易产生耐药

性，等到真正需要抗炎时，却无药可用了。那么，除

了吃消炎药还有更好的方法吗？其实，我们完全可

以通过改变摄入的食物种类达到一定

程度上的消炎、抗炎目的。

1.绿色植物食材

美国耶鲁大学研究者开发了一个ONQI（Overall Nutritional Quality Index）的体系，叫作综合营养质量指数。这个指数是从营养和热量两个维度来评价一种食物，分值越高，说明该食物营养价值越高，热量越低。最终得出的ONQI指数排名前两位的食物是：深绿色蔬菜及其他绿叶蔬菜。

"要想健康过得去，吃饭总要吃点绿。"绿色植物食材家族有的是好处，让我们离不开它。大致上，这些好处可以总结为三点：第一，常吃绿色植物食材可以降低某些癌症的发生率；第二，绿色植物食材有助于保持视力健康；第三，绿色植物食材可以让人有强壮的骨骼和牙齿。除此之外，绿色植物食材对抵抗炎症也有很好的效果。

下面就让我们看一下这些绿色的抗炎明星们。

罗勒

⊙ **食材身份证**

中文学名：罗勒

俗名或别称：荆芥（河南地区）、九层塔（中国台湾地区）、金不换（潮汕地区）、香花子（安徽地区）

所属家族：唇形目唇形科罗勒属

⊙ **食材功效**

抗菌、抗炎：罗勒具有强大的抗菌功能，能很好地抑制大肠杆菌、霍乱弧菌、葡萄球菌、李斯特菌和志贺氏菌等细菌生长。此外，罗勒中的丁香酚可以减轻炎症和肿胀，既能减轻疼痛，又能退烧。

抗氧化：罗勒富含抗氧化特性，有助于降低血糖水平和控制糖尿病。在减少氧化应激的同时，还能保护肝功能，预防代谢综合征，同时还能提高免疫力。

促进心血管健康：罗勒含有较高含量的 β-胡萝卜素，有利于心血管健康。而且，β-胡萝卜素是一种强有力的抗氧化剂，可以阻止自由基对细胞的损害，还能防止自由基氧化血液中的胆固醇。

⊙ **食用禁忌**

低血压或出血性疾病的患者需咨询医生再看是否食用；儿童、孕妇、哺乳期女性不宜食用高剂量罗勒；手术前两周禁止食用。

Tips：罗勒的种子和奇亚籽一样，罗勒种子的表面也有一层可溶性纤维，吸水之后会膨胀，让种子变成形如蛙卵的样子。食用后让人具有饱腹感，能加强肠胃蠕动，是减肥妙品，还美其名曰"兰香子""明列子"。

罗勒的种子中含有一种可能会破坏人类基因的致癌物——草蒿脑，科学家建议人们谨慎食用。

白菜

⊙ **食材身份证**

中文学名：白菜

俗名或别称：大白菜、黄芽菜、结球白菜、包心白菜

所属家族：十字花科芸薹属

⊙ **食材功效**

预防乳腺癌：美国纽约激素研究所的科学家发现，中国和日本妇女乳腺癌发病率之所以比西方妇女低得多，是由于她们常吃白菜的缘故。白菜中含有的微量元素可以调节女性的内分泌，能帮助分解与乳腺癌有关的雌激素。

促进排毒：白菜含有丰富的粗纤维，不但能起到润肠、促进排毒的作用，又能达到刺激肠胃蠕动，促进大便排泄，帮助消化的功能，对预防肠癌有良好作用。

提高免疫力：白菜含有丰富的维生素 C，可增强免疫力，既可以预防感冒，也可以消除疲劳。

⊙ **食用禁忌**

寒性体质、肠胃功能不佳、慢性肠胃炎患者慎食。

小白菜

⊙ **食材身份证**

中文学名：小白菜

俗名或别称：青菜、油菜、鸡毛菜

所属家族：十字花科芸薹属

⊙ **食材功效**

防癌抗癌：小白菜中所含的维生素 C，可以在体内形成一种具有抗癌作用的"透明质酸抑制物"，它可以使癌细胞丧失活力。此外，小白菜中含有的粗纤维可促进大肠蠕动，促进大肠内毒素的排出，具有一定防癌抗癌的作用。

通肠利胃：除了维生素 C，小白菜还富含钙、铁、磷、胡萝卜素和 B 族维生素等，可以促进骨骼发育，加速人体新陈代谢，增强机体造血功能。

抗过敏：小白菜还含有抗过敏的维生素 C，有助于荨麻疹的消退。

⊙ 食用禁忌

脾胃虚寒、大便溏薄者，不宜多食小白菜。

番薯叶

⊙ 食材身份证

中文学名：番薯叶

俗名或别称：地瓜叶、番薯菜

所属家族：旋花科族番薯叶属

⊙ 食材功效

延缓衰老：番薯叶大部分营养含量比菠菜、芹菜等这些高营养物质高很多，特别是类胡萝卜素是普通胡萝卜的 3 倍，是鲜玉米、芋头等的 600 多倍，可以延缓衰老。

预防贫血：每天摄取 30 g 的番薯叶，就可以补充人体一天所需的铁及维生素 A、维生素 C、维生素 E。

提高免疫力：番薯叶所含的抗氧化物是一般蔬菜的 5 ~ 10 倍，经常食用可以提高免疫力。

⊙ 食用禁忌

①不是所有人都适合吃番薯叶，肠胃消化能力不佳者、肾病患者，都不宜过多食用。

②番薯叶和鸡蛋不适合一起食用，因为鸡蛋里面的胆固醇和番薯叶中

的鞣酸物质结合在一起，可能会导致腹痛发生。

甘蓝

⊙ 食材身份证

中文学名：甘蓝

俗名或别称：卷心菜、包菜、莲花白（四川、云南）、大头菜、椰菜、洋白菜、圆白菜、高丽菜、包心菜、莲花菜、皱叶甘蓝

所属家族：十字花科芸薹属

⊙ 食材功效

抗癌：甘蓝所含的植化素是重要的抗氧化剂，可以预防与炎症相关的慢性疾病，包含癌症。

改善血糖、血脂：甘蓝的嫩芽可以改善 2 型糖尿病的胰岛素抵抗，另外，一颗甘蓝约含 7.8 g 的膳食纤维，而摄取足够的纤维素可以延缓饭后血糖上升、促进血液中脂肪的代谢。

改善胃溃疡：甘蓝富含甲硫丁氨酸，这种成分也常见于甘蓝菜、莴苣、苜蓿芽等绿色植物中，可以促进消化性溃疡的愈合。

⊙ 食用禁忌

消化不良的人不适合食用甘蓝；甘蓝不宜与苹果同食，因为会影响人体对维生素的吸收。

菜豆

⊙ 食材身份证

中文学名：菜豆

俗名或别称：四季豆（江苏）

所属家族：豆科菜豆属

⊙ **食材功效**

消炎：四季豆营养丰富，其中所含的抗氧化剂和胡萝卜素，对风湿性关节炎疾病来说是很好的"消炎菜"。

强健骨骼：四季豆中虽然没有丰富的钙物质，但是却含有丰富的维生素 K，可以促进钙的吸收，增加骨密度，强健骨骼。

⊙ **食用禁忌**

四季豆不可以生吃，也不可以在没有做熟的情况下吃，因为吃了会中毒。

番石榴

⊙ **食材身份证**

中文学名：番石榴

俗名或别称：芭乐、鸡屎果、拔子、喇叭番石榴

所属家族：桃金娘科番石榴属

⊙ **食材功效**

消炎解毒：番石榴和其叶子中的甲醇提取物可以消炎解毒，对人们的咽喉肿痛等有一定的缓解作用。

抗氧化：番石榴中含有石榴多酚和花青素，这两种物质具有很强的抗氧化作用。

降血糖：番石榴含有丰富的维生素 C 和铬元素，可促进胰岛素分泌，降低血糖，有利于防治糖尿病；番石榴中富含的膳食纤维也可以促进胃肠内的宿便排出。

⊙ **食用禁忌**

儿童及肠胃功能不佳的人不适合多吃番石榴；避免和番茄或螃蟹一起吃，否则会降低其营养价值。

蕹菜

⊙ **食材身份证**

中文学名：蕹菜

俗名或别称：通菜蓊、蓊菜、藤藤菜、通菜、空心菜

所属家族：旋花科番薯属

⊙ **食材功效**

强健骨骼：空心菜嫩梢中的蛋白质含量是同等重量番茄的 4 倍，钙含量是番茄的 12 倍多，并含有较多的胡萝卜素。

防癌：空心菜是碱性食物，并含有钾、氯等调节水电解质平衡的元素，食后可降低肠道的酸度，预防肠道内的菌群失调，对防癌有益。

抗菌杀毒：空心菜菜汁对金黄色葡萄球菌、链球菌等有抑制作用，可预防感染。

⊙ **食用禁忌**

空心菜不能和牛奶、虾，以及一些寒性食物等一起吃。

芥菜

⊙ **食材身份证**

中文学名：芥菜

俗名或别称：盖菜、芥、挂菜

所属家族：十字花科芸薹属

⊙ 食材功效

通便解毒：芥菜属于低脂肪蔬菜，含有丰富的膳食纤维，能够通肠通便，缓解便秘，有助于清理体内的毒素，并且还有很好的降血脂效果。

抗氧化：芥菜中含有较多抗坏血酸，在体内可以起到强还原作用，能够增加我们大脑中的氧气含量，还具有清热解毒、提神清脑、消除疲劳的作用。

⊙ 食用禁忌

腌制的芥菜中盐的含量很高，所以高血压、血管硬化的患者应注意少吃。而且腌制的芥菜含有硝酸盐，孕妇最好不要食用。

白花甘蓝

⊙ 食材身份证

中文学名：白花甘蓝

俗名或别称：芥蓝、白花芥蓝

所属家族：十字花科芸薹属

⊙ 食材功效

抗氧化：其富含维生素 C 和硫代葡萄糖苷，具有抗氧化的功效，适合夏季食用。

防老抗皱：芥蓝含有丰富的维生素 A、维生素 C 和维生素 K，以及 β - 胡萝卜素等，胡萝卜素和维生素 A 既是合成视网膜感光物质的重要物质，可以保护眼睛视力，同时还可以防衰老、抗皱纹、防止色素沉淀。

提高睡眠质量：芥蓝中含有能够抑制大脑神经兴奋的物质，可镇静安神，调整睡眠状态。

⊙ 食用禁忌

胆囊炎患者、经期女性和孕产妇最好不要吃芥蓝，芥蓝富含蛋白质，胆囊炎患者食用过量会加重病情；芥蓝属性寒凉，经期女性可能会导致痛经；芥蓝具有调节性激素分泌的作用，但孕产妇激素分泌特殊，大量食用芥蓝不利于生产、哺乳及产后恢复。

中华猕猴桃

⊙ 食材身份证

中文学名：中华猕猴桃

俗名或别称：猕猴桃、阳桃、红藤梨、白毛桃、公羊桃、鬼桃、奇异果等

所属家族：猕猴桃科属猕猴桃属

⊙ 食材功效

防止癌症：每 100 g 新鲜奇异果中维生素 C 的含量是柑橘的 3 ~ 14 倍，甜橙的 2 ~ 8 倍，番茄的 15 ~ 32 倍，桃的 17 ~ 70 倍，苹果的 20 ~ 84 倍，梨的 30 ~ 140 倍，其所含维生素 C 在人体内的利用率高达 94%。一位成年人 1 天所需的维生素 C 量为 50 ~ 60 mg，每天只要吃 1 个很小的猕猴桃鲜果或一杯猕猴桃果汁，便可满足人体对维生素 C 的需要。维生素 C 作为一种抗氧化剂，能够有效抑制这种硝化反应，防止癌症发生。

降糖控糖：奇异果中含有大量的铬，有治疗糖尿病的功效。同时它还可以很好地刺激胰腺 β 细胞分泌胰岛素，可以有效地解决糖尿病患者血糖高的问题。

⊙ 食用禁忌

奇异果性寒，尿频、多尿，还有月经过多、痛经、闭经和先兆流产的人，应该忌食奇异果。

青椒（绿色）

⊙ 食材身份证

中文学名：青椒

俗名或别称：大椒、甜椒、菜椒

所属家族：茄科辣椒属

⊙ 食材功效

预防癌症：青椒的有效成分辣椒素是一种抗氧化物质，可以阻止有关细胞的新陈代谢，从而终止细胞组织的癌变过程，降低癌细胞的发生率。

促进消化：青椒强烈的香辣味能刺激唾液和胃液的分泌，增加食欲，促进肠道蠕动，帮助消化。

降脂减肥：辣椒所含的辣椒素，能够促进脂肪新陈代谢，防止体内脂肪积存，有利于降脂、减肥、防病。

⊙ 食用禁忌

患有眼部疾病或者是胃肠炎、胃溃疡的人应该少吃青椒或者不吃。

旱芹

⊙ 食材身份证

中文学名：旱芹

俗名或别称：西芹

所属家族：伞形科芹属

⊙ 食材功效

预防贫血：芹菜富含铁，可以预防缺铁性贫血，孕妇吃芹菜可以预防贫血，对孕妇自身和胎儿的发育都非常有利。

防癌抗癌：芹菜在经过肠道消化之后，会产生木质素及肠内脂的物质，这类物质是一种抗氧化剂，能够抑制肠道内细菌产生的致癌物质。

降低血压：芹菜中含有能够降低人体血压的芹菜素，高血压患者可以经常吃一些芹菜。

⊙ **食用禁忌**

芹菜具有降血压的功效，所以血压低的人不能吃或者不要多吃。

韭菜

⊙ **食材身份证**

中文学名：韭菜

俗名或别称：韭、山韭、长生韭、丰本、扁菜、懒人菜、草钟乳、起阳草、韭芽

所属家族：百合科葱属

⊙ **食材功效**

润肠通便：韭菜含大量维生素和粗纤维，能增进胃肠蠕动，治疗便秘，预防肠癌。

杀菌消炎：韭菜所含的硫化合物有一定杀菌消炎的作用，可抑制绿脓杆菌、志贺菌、伤寒沙门菌、大肠杆菌和金黄色葡萄球菌。

护肤明目：韭菜富含维生素 A，多吃不仅能美容护肤、明目和润肺，还能降低患伤风感冒、寒喘等疾病的概率。

⊙ **食用禁忌**

《本草纲目》曾记载："韭菜多食则神昏目暗，酒后尤忌。"韭菜虽然对人体有很多好处，但也不是多多益善。最好控制在一顿 100～200 g，不能超过 400 g。

苋菜

⊙ **食材身份证**

中文学名：苋菜

俗名或别称：雁来红、老来少、三色苋

所属家族：苋科苋属

⊙ **食材功效**

预防骨质疏松：苋菜含有十分丰富的钙，且极容易被人体吸收，所以具有预防骨质疏松的功效。

稳定血压：苋菜具有低钠高钾的特性，能促进人体水分的排出，从而稳定血压。

清热解毒：苋菜性凉，具有清热解毒的功效，可防止夏天出现上火、口干的情况。

⊙ **食用禁忌**

过敏体质者慎食苋菜：苋菜是感光性极强的蔬菜，日光照射会增强对紫外线的吸收，可能会导致日光性皮炎。

孕妇孕早期不能吃苋菜：苋菜可能具有滑胎的作用，妊娠早期尽量不要食用，避免给自己带来伤害。

菠菜

⊙ **食材身份证**

中文学名：菠菜

俗名或别称：波斯菜、菠薐、菠棱、鹦鹉菜、红根菜、飞龙菜

所属家族：藜科菠菜属

⊙ **食材功效**

防癌抗癌：菠菜中含有多种抗氧化，有助于预防因自由基损伤细胞造成的癌症。

抗衰老：菠菜含有丰富的微量元素，也含有促进细胞增殖的成分，具有抗衰老的功效。

提高免疫力：菠菜含有胡萝卜素，能维护正常视力和上皮细胞的健康，增加人体抗病能力。

⊙ **食用禁忌**

肾结石患者尽量少吃菠菜，因为菠菜中所含的草酸会与钙结合，形成结石。

莱姆

⊙ **食材身份证**

中文学名：莱姆

俗名或别称：绿檬、莱檬

所属家族：芸香科柑橘属

⊙ **食材功效**

改善便秘：莱姆中含有大量的膳食纤维，可以很好地促进肠道蠕动，多吃莱姆能够帮助改善便秘问题。

缓解肝硬化：莱姆拥有丰富的氨基酸成分，多种多样的氨基酸可以有助于缓解肝硬化的问题。

提高免疫力：莱姆中的抗氧化剂成分比很多水果都高，甚至高于红酒的含量，这些抗氧化成分可以很好地帮助身体抵抗自由基，阻止自由基损伤身体，免疫力才能逐步提高。

⊙ **食用禁忌**

性寒、易腹疼、贫血或多痰者不宜多食。

丝瓜

⊙ **食材身份证**

中文学名：丝瓜

俗名或别称：胜瓜、菜瓜、水瓜

所属家族：葫芦科丝瓜属

⊙ **食材功效**

抗坏血病：丝瓜中含有丰富的维生素 C，可用于抗坏血病及预防各种维生素 C 缺乏症。

健脑美容：丝瓜中还含有较多的维生素 B 等，有利于小儿大脑发育及中老年人大脑健康；丝瓜藤茎的汁液可以保持皮肤弹性，美容去皱。

抗病毒、抗过敏：丝瓜提取物对乙型脑炎病毒有明显的预防作用，丝瓜中还有一种抗过敏成分——泻根醇酸，抗过敏作用很强。

⊙ **食用禁忌**

体虚内寒、腹泻者不宜多食丝瓜。

长叶莴苣

⊙ **食材身份证**

中文学名：长叶莴苣

俗名或别称：长叶苣

所属家族：菊科莴苣属

⊙ **食材功效**

利尿通乳：长叶莴苣叶富含钾元素，可以促进体内尿液的排出，消除水肿。其还含有较多烟酸，能增加乳汁分泌。

防癌抗癌：长叶莴苣叶富含多种维生素、矿物质，不仅可以改善睡眠质量，还能促进机体对营养元素的吸收，从而提高免疫力，有效预防癌症。

预防便秘：长叶莴苣的叶子富含植物纤维素，可以促进肠胃蠕动，加快体内废物排出，有效预防便秘。

⊙ **食用禁忌**

长叶莴苣中富含叶酸，但性寒，孕妇应适量食用。

鳄梨

⊙ **食材身份证**

中文学名：鳄梨

俗名或别称：牛油果、油梨、樟梨、酪梨

所属家族：樟科鳄梨属

⊙ **食材功效**

抗氧化、抗衰老：鳄梨含有丰富的甘油酸、蛋白质及维生素，润而不腻，是天然的抗氧化剂，有保护皮肤的效果。

缓解糖尿病症状：鳄梨果肉含糖率极低，是香蕉含糖率的1/5，是糖尿病人难得的高脂低糖食品，用果皮泡水饮用对糖尿病也有缓解作用。

保护子宫健康：女性每星期吃一个鳄梨就能平衡雌激素、预防宫颈癌，保护子宫健康。

⊙ **食用禁忌**

如果买的是未成熟的牛油果，需要放置几天之后再吃。同时，如果发现牛油果的果肉发黑或者发软，也是不能食用的。

花椰菜

⊙ **食材身份证**

中文学名：花椰菜

俗名或别称：花菜、菜花、椰菜花、开花菜

所属家族：十字花科芸薹属

⊙ **食材功效**

健脑强胃：花椰菜富含蛋白质，能提供有助于脑细胞发育的氨基酸，配合其丰富的维生素，具有很强的健脑补脑功效。而且，花椰菜具有可以杀死胃部有害细菌的成分，可以调整胃部虚弱和胃功能紊乱，对胃癌有一定的预防效果。

延缓衰老：花椰菜中含有丰富的维生素 A、维生素 C 和胡萝卜素，能够滋养肌肤，抑制皱纹、色素的产生，具有抗衰老的作用。

预防"三高"：花椰菜中含有丰富的维生素 K、类黄酮和泛酸物质，能够维护血管的韧性，降低血压，调节体内胆固醇，可以预防"三高"和心血管疾病。

⊙ **食用禁忌**

花椰菜表面可能会有残留农药，因此，在用花椰菜做菜之前，最好先用盐水把花椰菜浸泡 5～10 分钟，把残留的农药去掉后再进行烹饪。

绿茶

⊙ **食材身份证**

中文学名：绿茶

俗名或别称：苦茗

著名品种：碧螺春、西湖龙井、蒙顶甘露、黄山毛峰等

⊙ **食材功效**

抗氧化：绿茶里含有丰富的单宁、儿茶素、维生素 C、维生素 E 等成分，具有良好的抗氧化效果。

防癌抗癌：绿茶中的茶多酚可以阻断亚硝酸盐等多种致癌物质的合成，并具有直接杀伤癌细胞和提高免疫力的功效。

抵抗病菌：绿茶中的茶多酚有较强的收敛作用，对病原菌、病毒有明显的抑制和杀灭作用，能消炎止泻。

⊙ **食用禁忌**

经期女性最好不要多饮绿茶。绿茶中含有较多鞣酸，会与食物中的铁结合，形成大量沉淀物，妨碍肠道黏膜对铁的吸收，而在月经期间，女性会大量流失血液，体内铁减少容易引起贫血。且绿茶越浓，对铁吸收的阻碍作用就越大，特别是餐后饮茶更为明显。因此，即使在平时，女性也最好少喝浓茶，患有贫血的人更是如此。

葱

⊙ **食材身份证**

中文学名：葱

所属家族：百合科葱属

⊙ **食材功效**

抗菌抗病毒：葱中所含的大蒜素，具有良好的抵御细菌、病毒的效果，尤其对志贺菌和皮肤真菌抑制作用更强。

防癌抗癌：葱所含的果胶，可明显地减少结肠癌的发生；葱内的蒜辣素可以抑制癌细胞的生长，有抗癌作用。

促进消化吸收：葱还有刺激机体消化液分泌的作用，能够健脾开胃，增进食欲。

⊙ **食用禁忌**

和蘑菇同吃，可以起到促进血液循环的作用。但是患有胃肠道疾病，特别是胃和十二指肠溃疡，以及患有眼疾的人不宜过多食用大葱。

芦笋

⊙ **食材身份证**

中文学名：芦笋

俗名或别称：露笋

所属家族：天门冬科天冬门属

⊙ **食材功效**

防癌抗癌：芦笋富含微量元素硒、组织蛋白、叶酸、核酸、芦笋糖苷及天门冬氨酸，这些成分能够对体内肿瘤形成生化障碍，防止正常细胞发生恶变，并且能够使肿瘤细胞的 DNA 双链断裂，并杀灭肿瘤细胞。

预防高脂血症：芦笋低糖、低脂肪，还富含膳食纤维、微量元素，氨基酸组成比例适当，所以经常食用芦笋可以预防高脂血症和心脑血管疾病。

解酒：芦笋中的提纯物质可以提高酒精分解代谢速度，帮助醉酒者更快解酒。

⊙ **食用禁忌**

过敏体质者慎吃芦笋，因为芦笋含有天然的易致敏的蛋白质，过敏体质的人食用后可能会出现皮肤红肿、瘙痒、红疹、腹泻等症状。

2.黄（橘）色植物食材

在营养学上，有"以黄为贵"的说法，意思就是黄色食物营养价值一般相对比较高，人们应该多食用。黄色植物食材以蔬菜类居多，具有保健和食疗的作用，其富含维生素 A 和维生素 D，对于儿童和老年人的一些常见病都有预防和调理的作用。

小麦胚芽

⊙ **食材身份证**

中文学名：小麦胚芽

俗名或别称：麦芽粉、胚芽

颜色状态：金黄色颗粒状

⊙ **食材功效**

延缓衰老：小麦胚芽有"天然维生素 E 的仓库"之称，富含维生素 E 等抗氧化成分，这些抗氧化成分能集中在不饱和脂肪酸过氧自由基周围，清除过氧自由基，进而阻止细胞中的过氧化反应。同时，维生素 E 能保持这些组织的联系，抑制脂质过氧化，达到延缓衰老的效果。

润肠通便：小麦胚芽中含有丰富的膳食纤维，可以促进肠道蠕动，减少便渣在肠道内的停留时间，还可将可溶性膳食纤维在肠道内转化出类固醇，促进排便，此外，其丰富的氨基酸还有修复肠道的作用。

保湿养颜：小麦胚芽中含有植物性神经酰胺，能够高效保湿且促进其他营养物质渗透，对皮肤有着较好的保湿效果。此外，小麦胚芽中的谷胱甘肽还有防止皮肤老化和色素沉着的效果，减少黑色素的生成，能使皮肤保持弹性。

防止血管粥样硬化：小麦胚芽中富含的卵磷脂能乳化、分解油脂，促进血液循环，清除过氧化物，降低血脂，降低血液中胆固醇及中性脂肪的含量，减少脂肪在血管内壁的停滞时间，有助于粥样硬化斑块的消散，防止由胆固醇引起的血管内膜损伤。

⊙ **食用禁忌**

有明显的胃肠道功能失调，或者既往出现过明显的胃肠道功能不全的患者不能吃小麦胚芽，因为小麦胚芽中粗纤维含量过多，会引起消化道不适的症状。

番木瓜

⊙ **食材身份证**

中文学名：番木瓜

俗名或别称：番瓜、万寿果、乳瓜、石瓜、蓬生果、万寿匏、奶匏

所属家族：番木瓜科番木瓜属

⊙ **食材功效**

防癌抗癌：番木瓜碱具有抗癌作用，尤其对子宫颈癌、乳腺癌、肝癌、肺癌、胰腺癌等有效果。

抗菌、抗寄生虫：木瓜的种子、果实及根有一定的抗菌作用，其浆汁及木瓜蛋白酶可以有效驱除绦虫、蛔虫及鞭毛虫等寄生虫。

促进消化：木瓜内的木瓜蛋白酶能帮助消化蛋白，可用于慢性消化不良及胃炎等。

⊙ **食用禁忌**

在煮熟的木瓜中，β - 胡萝卜素、B 族维生素和维生素 C 几乎全部被破坏了，起不到上述保健作用。另外，煮熟的木瓜经过高温加热会破坏蛋白酶，失去其促消化、清理肠胃、消灭人体内某些细菌和蛔虫的作用。

注意：孕妇不宜吃木瓜，会引起子宫收缩、腹痛。

杧果

⊙ **食材身份证**

中文学名：杧果

俗名或别称：马蒙、抹猛果、莽果、望果、蜜望、蜜望子

所属家族：漆树科杧果属

⊙ **食材功效**

抗菌消炎：杧果未成熟的果实及树皮、茎能抑制化脓性球菌、大肠杆菌等；杧果叶的提取物也同样有抑制化脓性球菌、大肠杆菌的作用，可治疗人体皮肤、消化道感染性疾病。

祛痰止咳：杧果中所含的杧果甙有祛痰止咳的功效，对咳嗽痰多、气喘等症有辅助治疗的作用。

防癌抗癌：杧果含杧果酮酸、异杧果醇酸等三醋酸和多酚类化合物，具有抗癌的作用。而且杧果汁能促进胃肠蠕动，缩短粪便在结肠内的停留时间，可以防治结肠癌。

⊙ **食用禁忌**

杧果含糖量较高，且带湿毒、皮肤病、肿瘤、糖尿病患者应忌食。且

杧果不可和大蒜等辛物同食，因为杧果中含有刺激性物质过多，如果酸等，同食易导致过敏。

落花生

⊙ **食材身份证**

中文学名：落花生

俗名或别称：花生（通称）、地豆、长生果、土豆（中国台湾地区）、唐人豆、南京豆（日本）

所属家族：豆科落花生属

⊙ **食材功效**

降低胆固醇：花生油中含有大量亚油酸，可促进人体内胆固醇分解为胆汁酸排出体外，避免胆固醇在体内沉积，降低因胆固醇而患心、脑血管疾病的概率。

延缓衰老：在油料作物中，花生中的锌元素含量几乎是最高的。锌除了能促进儿童大脑发育，增强大脑的记忆功能，还可以激活中老年人脑细胞，有效预防失智。

预防肿瘤：花生、花生油中都含有一种天然多酚类物质白藜芦醇，其天然活性很强，有显著的抗癌效果，还有抗氧化、抗炎及心血管保护等作用。

⊙ **食用禁忌**

花生经过翻炒或油炸后，花生红衣中所含的甘油酯和甾醇酯成分会被大量破坏，因此，花生仁连红衣一起煮着吃营养价值更高。另外，花生容易感染黄曲霉毒素，但有时表面看不出来，水煮后，花生受污染的黄曲霉毒素基本上能溶到水里去，这样吃更安全。

橙子

⊙ 食材身份证

中文学名：橙子

俗名或别称：金环、黄果、柑子、柳丁

所属家族：芸香科柑橘属

⊙ 食材功效

提高免疫力：橙子中富含维生素C、维生素P，能提高机体免疫力。

降血脂：橙子除了含有大量维生素C，还含有胡萝卜素，可以抑制致癌物质的形成，还能软化和保护血管，增加毛细血管的弹性，促进血液循环，降低胆固醇和血脂。其所含丰富的果胶也能帮助尽快排泄脂类及胆固醇，并减少外源性胆固醇的吸收，故具有降低血脂的作用。

清肠排便：橙子所含的膳食纤维可以促进肠道蠕动，有利于清肠通便，排出体内有害物质。

⊙ 食用禁忌

服药的时候忌吃橙子，尤其是在服用维生素K、螺内酯、磺胺类药物和补钾药物的时候，因为橙子所含丰富的果酸和维生素C有可能会造成药效减退，而且会造成一些不适的症状。

南瓜

⊙ 食材身份证

中文学名：南瓜

俗名或别称：倭瓜、番瓜、饭瓜、番南瓜、北瓜

所属家族：葫芦科南瓜属

⊙ **食材功效**

消除致癌物质：南瓜能消除致癌物质亚硝酸盐的突变作用，有防癌功效，并有助于肝、肾功能的恢复，增强肝、肾细胞的再生能力。

抗氧化、抗衰老：南瓜里面含有大量的维生素C、胡萝卜素、叶酸及维生素E，有很强大的抗氧化功能，可以改善皮肤的粗糙及暗淡，让皮肤变得更加有光泽、弹性。

调节"三高"：南瓜里面含有大量的钾元素、果胶及粗纤维，可以有效调节"三高"，而且其所含果胶能够降低餐后血糖升高，但是南瓜的热量比较高，糖尿病患者还需要在一定范围内食用。

⊙ **食用禁忌**

南瓜也有可能成为过敏原。如果吃了南瓜后，出现皮疹、瘙痒，甚至呼吸困难等症状，应考虑可能对南瓜过敏，需要及时就诊，遵医嘱进行治疗。

胡萝卜

⊙ **食材身份证**

中文学名：胡萝卜

俗名或别称：红萝卜、甘荀

所属家族：葫芦科南瓜属

⊙ **食材功效**

防癌抗癌：胡萝卜富含的抗氧化维生素（胡萝卜素、维生素C）可以抑制癌细胞增长，胡萝卜还含有一种糖化酵素，能分解食物中存在的有致癌作用的亚硝胺，起到预防癌症的效果；胡萝卜中有较多能提高巨噬细胞吞噬能力的木质素，可以提升抗炎效果。

降压强心：胡萝卜中含有丰富的木质素、槲皮素、山奈酚和琥珀酸钾等成分，可以增加冠状动脉的血流量、降低血脂含量、促进肾上腺素的合成和分泌，具有降压、强心的功效。

抗氧化、延缓衰老：胡萝卜素分子结构中含有多个双键，因此，它能抑制脂质的过氧化反应，从而减少过氧化物对免疫功能的抑制。同时，作为单线态氧的淬灭剂，胡萝卜所含的丰富胡萝卜素还能够清除体内多余的自由基，延缓衰老。

⊙ **食用禁忌**

胡萝卜中含有丰富的胡萝卜素，生吃时，70% 以上的胡萝卜素不能被吸收，用食用油将其炒熟后食用，才能提高胡萝卜素的吸收利用率。

甜瓜

⊙ **食材身份证**

中文学名：甜瓜

俗名或别称：甘瓜、香瓜、哈密瓜、白兰瓜、华莱士瓜

所属家族：葫芦科黄瓜属

⊙ **食材功效**

清热消暑：甜瓜既能为人体补充大量的水分，也能让人体吸收丰富的柠檬酸和碳水化合物，能起到消暑降温、生津止渴、清热除烦的重要作用，它最适合人们在炎热的夏天食用。

保护肝脏：甜瓜中含有丰富的维生素 B，它能修复受损的肝细胞，也能提高肝脏的解毒能力，防止肝脏损伤，也能防止肝硬化、肝炎，甚至肝癌等多种肝类疾病发生。

减轻肾脏负担：甜瓜中含有一些天然的转化酶，这种物质在人体内可

以将不可溶性蛋白转化为可溶性蛋白，促进它们的吸收和利用，从而减少蛋白质在人体肾脏中的堆积，以减轻肾脏负担，提高肾功能。

⊙ **食用禁忌**

糖尿病患者的免疫力本身就比较弱，如果多吃的话会导致腹泻，而且甜瓜里钾的含量也比较多，一些糖尿病患者存在钾、磷代谢障碍，容易加重病情。

柿

⊙ **食材身份证**

中文学名：柿

分类：一般分为甜柿和涩柿两大类

所属家族：柿科柿属

⊙ **食材功效**

润肠通便：柿子含有丰富的果胶，它是一种水溶性膳食纤维，有良好的润肠通便作用，可以缓解便秘，保持肠道正常菌群生长等。

消炎止血：柿子和柿叶中的单宁对降压、利水、消炎、止血有着积极的作用。

提高免疫力：柿子富含抗氧化剂，能增强身体对抗自由基的能力，提高免疫力，预防多种疾病。

⊙ **食用禁忌**

不论鲜柿子还是柿饼，每日食用量最好不要超过 1 个。柿子中含有大量单宁，在胃酸的作用下容易沉淀，酒精不利于消化吸收，因此空腹、饮酒后不宜食用。

甜玉米

⊙ **食材身份证**

中文学名：甜玉米

俗名或别称：蔬菜玉米

所属家族：禾本科玉蜀黍属

⊙ **食材功效**

防癌抗癌：甜玉米里面含有植物纤维素，能够让致癌物质及其他毒素更快地排出，防止癌症产生。

抗氧化：甜玉米含有的玉米黄质及叶黄素也有很好的抵抗氧化的作用，可以缓解黄斑变性、视力下降的问题。

降血脂、降血压：甜玉米含有丰富的钙质，具有降低血脂、血压的作用，还能够让血清胆固醇下降，促进细胞分裂，延缓细胞衰老，对高脂血症、动脉粥样硬化和冠心病都有很好的预防作用。

⊙ **食用禁忌**

吃甜玉米应该注意选择新鲜的，因为一旦甜玉米变质发霉，黄曲霉毒素容易致癌，尤其会对肝脏造成损害，甚至有生命危险。因为只有在 280 ℃以上，黄曲霉毒素才能够被分解，所以普通的蒸煮无法破坏黄曲霉毒素，所以，一定不要吃发霉的甜玉米。

大豆

⊙ **食材身份证**

中文学名：大豆

俗名或别称：黄豆、毛豆、菽

所属家族：豆科大豆属

⊙ 食材功效

防老化、防色斑：大豆中含有丰富的维生素 E，维生素 E 不仅能够破坏自由基的化学活性，抑制皮肤衰老，更能防止色素沉着于皮肤。

防止便秘和腹泻：大豆低聚糖具有较强的活性，可促进人体内双歧杆菌的生长，从根本上调理人体肠胃功能，抑制肠内有害菌群生长，防治便秘和腹泻。

防止骨质流失：大豆内的异黄酮类似雌激素，有益于动脉健康，防止骨质流失，女性朋友应更多摄入来自植物的大豆蛋白。

⊙ 食用禁忌

大豆含有大量的嘌呤碱，嘌呤碱会加重肝、肾的代谢负担，因此，肝、肾疾病患者要注意少吃或不吃大豆。

番薯

⊙ 食材身份证

中文学名：番薯

俗名或别称：白薯、红苕、红薯、甜薯

所属家族：旋花科番薯属

⊙ 食材功效

预防心血管疾病：番薯富含钾、β-胡萝卜素、叶酸、维生素 C 和维生素 B_6，这 5 种成分均有助于预防心血管疾病。

预防肺气肿：番薯中富含大量的维生素 A，可以让肺部的肺泡恢复功能，多吃番薯可以有效降低肺气肿的发病率。

防癌抗癌：番薯中的 β-胡萝卜素和维生素 C 的抗氧化作用有助于抵抗氧化应激对 DNA 的损伤，具有一定的抗癌作用。

⊙ **食用禁忌**

番薯中含有大量淀粉，如果未经高温加热，进入肠胃很难被消化吸收，还容易引起肠胃不适。建议大家食用蒸熟或煮熟的番薯，以利于营养成分的吸收，强健体魄。

葡萄柚

⊙ **食材身份证**

中文学名：葡萄柚

俗名或别称：西柚、朱栾

所属家族：芸香科柑橘属

⊙ **食材功效**

抗菌消炎：葡萄柚中含有丰富的维生素C，能提高免疫力，促进抗体的生成，以增强机体的解毒功能，对感冒、咽喉炎症等有较好的缓解作用。

预防心脏病：葡萄柚中含钾和天然果胶，钾能影响心肌细胞的兴奋性，果胶能降低血液中的胆固醇，减少动脉血管壁的损伤，维护血管的功能，预防心脏病。

缓解焦虑：葡萄柚带有独特的苦味和香味，能起到振奋精神的功效，而且葡萄柚中的维生素还能为身体制造多巴胺、去甲肾上腺激素等愉悦因子的成分，能有效缓解焦虑。

⊙ **食用禁忌**

服药时别吃葡萄柚，尤其是治疗心绞痛、高血压、高脂血症，以及抗组胺等药，因为葡萄柚汁含有黄酮类，会抑制肝脏对药物的代谢，导致药效增强而发生危险。

凤梨

⊙ 食材身份证

中文学名：凤梨

俗名或别称：菠萝、菠萝皮、草菠萝、地菠萝等

所属家族：凤梨科凤梨属

⊙ 食材功效

消炎除水肿：凤梨可溶解阻塞于组织中的纤维蛋白和血凝块，改善局部血液循环，帮助消除炎症和水肿。

清理肠胃：凤梨中所含的蛋白质分解酵素可以分解食物中的蛋白质，加快肠胃蠕动，起到去油腻、清理肠胃的作用。

减肥减脂：凤梨含有人体所需的大部分维生素、16 种天然矿物质，能有效促进肠胃消化吸收，凤梨中的菠萝酶还能有效地分解脂肪。

⊙ 食用禁忌

如果患有牙周炎的话，最好不要吃凤梨，以免导致症状加重。因为凤梨是酸性水果，有刺激性。

柑橘

⊙ 食材身份证

中文学名：柑橘

俗名或别称：橘子、福橘、蜜橘、大红袍、黄橘

所属家族：芸香科柑橘属

⊙ 食材功效

防癌抗癌：柑橘中所含有的香豆素是已被科学家充分肯定的抗癌物质，柑橘中的苦味成分柠檬苦素也具有抑制肿瘤的功能。

消除疲劳：柑橘含有大量以柠檬烯为代表的萜类化合物，是柑橘独特芳香味道的来源，它能够镇静中枢神经，减轻应激，具有使人消除疲劳的效果。

消炎抑菌：橘皮中所含的橙皮苷可以清除生物体的自由基，提高机体免疫力，有消炎、抗溃疡、抑菌及利胆等效果。

⊙ **食用禁忌**

柑橘虽然好吃，但每天别超过 3 个。因为每人每天所需 100 mg 左右的维生素 C，3 个柑橘就已足够，吃多了反而对口腔、牙齿有害，还有可能造成全身发黄。

姜

⊙ **食材身份证**

中文学名：姜

俗名或别称：生姜、白姜、川姜

所属家族：姜科姜属

⊙ **食材功效**

杀菌防病：不小心吃了污染食物容易引起急性肠胃炎，适当吃些生姜或喝些干姜茶能起到防治作用，生姜中的姜辣素和姜黄素等成分还有杀灭口腔致病菌和肠道致病菌的作用，用生姜水含漱可以缓解口臭和牙周炎。

降温提神：在炎热时节，姜有兴奋、排汗降温和提神的作用。

抗衰老：生姜辛温，具有促进血液循环的作用，生姜中含有姜酚，女性吃姜还能抗衰老、减少胆结石的发生。

⊙ **食用禁忌**

肝炎患者不宜吃生姜，因为生姜会刺激胃肠道黏膜，而肝炎患者大多有消化不良的症状，生姜可能会导致症状加重，影响吸收和利用营养物质。建议搭配一些理气疏肝的食物一起吃，比如菊花泡茶和山楂泡茶等，会有很好的改善作用。

3.白色植物食材

从初始的无色之色到五彩斑斓的全色光，白色可以展示生命原始的活力底色。而白色食物，正如它的颜色，既能够活化身体功能，引导出生命的原动力，又能将这种能源提升保持，因此，白色食物是维持正常生命运行必不可少的。

大蒜

⊙ **食材身份证**

中文学名：大蒜

俗名或别称：蒜、蒜头、独蒜、胡蒜

所属家族：百合科葱属

⊙ **食材功效**

抗菌消炎：大蒜中所含硫化合物具有强大的抗菌消炎作用，对多种球菌、杆菌、真菌和病毒等均有抑制和杀灭作用，是目前发现的天然植物中抗菌作用最强的一种。

防癌抗癌：大蒜中的硫化合物，不仅能够提高机体免疫力，还有很好的防癌抗癌作用。大蒜中还含有有机锗，可以将巨噬细胞转变为抗癌性巨噬细胞，增强人体的抗癌能力。

抗氧化：大蒜富含超氧化物歧化酶，具有超强的抗氧化作用，可以降低因辐射而引起的死亡率及心脑受损。据测定，大蒜的抗氧化、延缓衰老作用强于人参。

⊙ **食用禁忌**

大蒜属于发物，所谓发物，是指特别容易诱发某些疾病或加重已患疾病的食物。食用像大蒜、辣椒等辛辣食品，对患有重病或者正在服药的人来说，很可能会出现强烈的不良反应，不但可能加重旧病，还可能使药物失效，或与药物产生连锁反应，影响身体健康。

薯蓣

⊙ **食材身份证**

中文学名：薯蓣

俗名或别称：山药、怀山药、淮山药、土薯、山薯、玉延、山芋、野薯、白山药

所属家族：薯蓣科薯蓣属

⊙ **食材功效**

提高免疫力：山药能促进大脑分泌脱氢表雄酮，而脱氢表雄酮调节免疫系统，提高免疫力，还可改善睡眠，增强食欲，延缓衰老。

益智健脑：山药营养丰富，含有淀粉、蛋白质、黏液质、胆碱、卵磷脂等多种营养成分，特别是所含的淀粉酶有水解淀粉为葡萄糖的作用，直接为大脑提供能量，激发大脑潜力，对健脑有重要作用。

防癌抗癌：山药富含许多对人体有益的微量元素，特别是富含有机锗，锗元素具有抗癌作用。

⊙ **食用禁忌**

部分人对山药表面的黏液蛋白过敏，在食用山药的过程中一定要注意，如果接触山药的汁液之后出现皮肤红肿，甚至出现隆起的水肿，就不要再进食山药了。

牛蒡

⊙ **食材身份证**

中文学名：牛蒡

俗名或别称：大力子、恶实、牛蒡子

所属家族：菊科牛蒡属

⊙ **食材功效**

抗菌作用：牛蒡全植物含有抗菌成分，其中叶子中含抗菌成分最多，主要抗金黄色葡萄球菌。

防色斑：牛蒡根中含有过氧化物酶，它能增强细胞免疫机制的活力，清除体内氧自由基，阻止脂褐质色素在体内的生成和堆积，可以有效减少"老年斑"，抗衰老。

防癌抗癌：牛蒡含黄酮苷类化合物，对恶性肿瘤有一定的抵抗作用，较低量就可以抑制癌细胞增殖，使肿瘤细胞向正常细胞接近。

⊙ **食用禁忌**

低血压患者禁止饮用牛蒡茶，防止出现血压过低的情况。

白萝卜

⊙ **食材身份证**

中文学名：白萝卜

俗名或别称：莱菔、菜头

所属家族：十字花科萝卜属

⊙ **食材功效**

促进消化：白萝卜含芥子油、淀粉酶和粗纤维，具有促进消化、增强食欲和加快胃肠蠕动的作用。

提高免疫力：生白萝卜中含有大量的木质素，木质素可以将吞噬细胞的活力提高 2~3 倍，可以最大限度地提高身体免疫力。

抗衰老：白萝卜中富含维生素 C 和锌元素，经常食用可以有效补充肌肤营养，保持皮肤细腻红润，预防肌肤老化。

⊙ **食用禁忌**

白萝卜富含膳食纤维，可促进排便，适宜便秘人群食用，对于患有腹泻的人来说，可能会加重腹泻的症状，所以不建议食用。

竹笋

⊙ **食材身份证**

中文学名：竹笋

俗名或别称：绿竹笋、麻竹笋

所属家族：禾本目禾本科

⊙ **食材功效**

提高免疫力：竹笋中植物蛋白、维生素及微量元素的含量均很高，有助于增强机体的免疫功能，提高防病抗病能力。

开胃健脾：竹笋含有一种白色的含氮物质，构成了竹笋独有的清香，具有开胃、促进消化、增强食欲的作用。

降"三高"：竹笋具有低糖、低脂的特点，富含植物纤维，可降低体内多余脂肪，有助于治疗高血压、高血脂、高血糖。

⊙ **食用禁忌**

少年不宜多吃，竹笋含有大量草酸，会影响孩子对钙质的吸收，影响发育。脾胃虚弱的人群不能吃，竹笋中含有粗纤维素，会增加肠胃负担。

毛柄金钱菌

⊙ **食材身份证**

中文学名：毛柄金钱菌

俗名或别称：冬菇、朴菇、构菌、青杠菌、毛柄金钱菌

所属家族：口蘑科金钱菌属

⊙ **食材功效**

预防便秘：金针菇含有丰富的膳食纤维，膳食纤维有助于肠道蠕动，同时还能帮助锁住水分，有效地润滑肠道，帮助防治便秘。

对抗疲劳：金针菇的蛋白质含量丰富，矿物质、维生素含量也不少，有助于补充人体能量，对抗疲劳。

提高免疫力：金针菇中含有的一种糖蛋白有抗菌消炎的作用，能帮助提高免疫力，预防湿疹、过敏等症状。

⊙ **食用禁忌**

金针菇中含有秋水仙碱，这种物质对人体的肠胃、呼吸道黏膜都有强烈的刺激作用。如果食用了未煮熟的金针菇容易引起腹痛、腹泻、恶心呕吐等，情况严重的话还会出现发烧、便血等。

苦瓜

⊙ **食材身份证**

中文学名：苦瓜

俗名或别称：癞葡萄、凉瓜、锦荔枝、癞瓜

所属家族：葫芦科苦瓜属

⊙ **食材功效**

降血糖：苦瓜粗提取物含类似胰岛素物质，有明显的降血糖作用。

保护心脑血管：苦瓜中维生素 C 含量很高，可以保护细胞膜、预防坏血病，还能够防止动脉粥样硬化。

提高免疫力：苦瓜含有皂苷，具有降血糖、降血脂、抗肿瘤、预防骨质疏松、调节内分泌、抗氧化、抗菌，以及提高人体免疫力等药用和保健功能。

⊙ **食用禁忌**

苦瓜含有奎宁，会刺激子宫收缩，引起流产，孕妇慎食苦瓜。

香蕉

⊙ **食材身份证**

中文学名：香蕉

俗名或别称：金蕉、弓蕉

所属家族：芭蕉科芭蕉属

⊙ **食材功效**

改善抑郁情绪：香蕉含有一定量的 5- 羟色胺及合成 5- 羟色胺的物质，能使人心情变得舒畅，有助于防治抑郁症。

预防便秘：香蕉富含果胶，可促进肠蠕动，使排便顺畅。坚持每晚睡前吃一根香蕉可以有效缓解习惯性便秘。

提高免疫力：香蕉含有三硝基芬酮，它是一种抗癌物质，有增加白细胞的作用，可改善免疫系统功能。

⊙ **食用禁忌**

虽然香蕉可以加入三餐中，但不能空腹大量地吃。因为香蕉中含有大量的钾、磷、镁，对于正常人来说，大量摄入钾和镁可使体内的钠、钙失去平衡，对健康不利。

洋葱

⊙ **食材身份证**

中文学名：洋葱

俗名或别称：圆葱、葱头、荷兰葱、皮牙子

所属家族：百合科葱属

⊙ **食材功效**

防癌抗癌：洋葱富含硒元素和槲皮素。其中硒是一种抗氧化剂，能刺激人体免疫反应，从而抑制癌细胞的分裂和生长，同时还可降低致癌物的毒性；槲皮素能抑制致癌细胞活性，阻止癌细胞生长。

保护心脑血管：洋葱是目前所知唯一含有前列腺素 A 的蔬菜。前列腺素 A 能扩张血管、降低血液黏度，可以有效降血压、增加冠状动脉的血流量，预防血栓形成。

开胃促消化：洋葱能提高胃肠道动力，促进胃肠蠕动，从而起到开胃的作用，对萎缩性胃炎、胃动力不足、消化不良等引起的食欲不振有明显效果。

杀菌消炎：洋葱中含有植物杀菌素，如大蒜素等，有很强的杀菌消炎能力，可以预防多种疾病。

⊙ **食用禁忌**

患有皮肤病、眼睛疾病、肠胃疾病者不宜吃洋葱，否则病情会加重。

梨

⊙ **食材身份证**

中文学名：梨

俗名或别称：鸭梨

所属家族：蔷薇科梨属

⊙ **食材功效**

止咳化痰：梨中含有鞣酸，鞣酸本身是一种收敛剂，对于炎症，如扁桃体炎、咽喉炎等等有一定的缓解作用。

降血脂：梨中含有苷元，有助于降低人体血液里的血脂含量，预防动脉粥样硬化，可以预防心血管疾病。

降血压：梨中含有多种 B 族维生素，而 B 族维生素有助于增加心肌的活力，从而降低血压。

预防便秘：梨中含有丰富的膳食纤维和果胶，这两种物质能够促进肠胃蠕动，促使肠道内的有害物质排出体外，预防便秘。

⊙ **食用禁忌**

并不是每一种梨都有止咳化痰的功效，如果想要达到这种功效，最好选择甜度不高的梨，因为含糖量比较高反而会加重病症，并不能起到止咳化痰的功效。

藜麦

⊙ **食材身份证**

中文学名：藜麦

俗名或别称：南美藜、印第安麦、奎藜、奎奴亚藜、灰米、金谷子、奎藜籽、藜谷

所属家族：藜科藜属

⊙ **食材功效**

保护心血管：藜麦能净化血液，促进血液循环，还能为人体补充丰富的镁元素，能营养心肌，提高心脏收缩功能。

预防糖尿病：藜麦含有微量元素镁和锰等营养成分，这些营养成分在体内能转化成酶类物质，参与人体内葡萄糖的代谢，并能促进胰岛素分泌，维持血糖正常稳定，防止糖尿病的发生。

抗炎：藜麦在体内可以有效产生丁酸盐，这种丁酸盐被认为可以对抗人体内的各种炎症。藜麦还有足够的维生素 B 来维持同型半胱氨酸水平，而同型半胱氨酸是一种自然存在于人体内的炎症刺激物。

⊙ **食用禁忌**

藜麦种子被皂苷包裹，皂苷是用来保护植物免受真菌、细菌和病毒损害的一种化学物质。皂苷可能有苦味和肥皂味，所以在烹饪藜麦前应该先用冷水将其彻底冲洗。

4.红色植物食材

红色不但能让人联想到爱与激情，还是一种与心脏、大脑和泌尿系统的健康非常相关的颜色。红色植物食材对我们的身体健康大有裨益。多吃些红色植物食材不仅可以预防感冒，能大大缓解缺铁性贫血和疲劳，防治乳腺癌等肿瘤疾病，还能给人兴奋感，以及具有增加食欲、光洁皮肤、增强表皮细胞再生和防止皮肤衰老等作用。

火龙果

⊙ **食材身份证**

中文学名：火龙果

俗名或别称：红龙果、青龙果、仙蜜果

所属家族：仙人掌科量天尺属

⊙ **食材功效**

抗氧化、抗衰老：火龙果中含有丰富的花青素，它是一种效用明显的抗氧化剂，具有抗氧化、抗自由基、抗衰老的作用，还具有抑制脑细胞变性、预防失智、延缓衰老的功效。

保护胃黏膜：火龙果中富含一般果蔬中较少有的植物蛋白，这种有活性的植物蛋白会自动与人体内的重金属离子结合，通过排泄系统排出体外，从而起到解毒、保护胃黏膜的作用。

促进消化：火龙果中芝麻状的种子有促进胃肠消化的功能。

⊙ **食用禁忌**

火龙果略偏凉，所以体质虚冷者，以及脸色苍白、四肢乏力、经常腹泻的寒性体质者不宜多食。

西瓜

⊙ 食材身份证

中文学名：西瓜

俗名或别称：夏瓜、寒瓜、青门绿玉房

所属家族：葫芦科西瓜属

⊙ 食材功效

利尿消肿：吃西瓜后排尿量会增加，从而可以减少胆色素的含量，并使大便畅通，对治疗黄疸有一定作用。另外，西瓜的利尿作用还能使盐分排出体外，减轻浮肿，特别是腿部浮肿。

防晒增白：西瓜汁里还含有多种重要的有益健康和美容的化学成分，如瓜氨酸、谷氨酸、苹果酸等容易被皮肤吸收，对面部皮肤的滋润、防晒、增白效果很好。

抗疲劳：西瓜含有丰富的钾元素，能够迅速补充在夏季随汗水流失的钾，避免由此引发的肌肉无力和疲劳感，驱走倦怠情绪。

⊙ 食用禁忌

糖尿病患者体内血糖高，糖代谢能力弱，甚至完全不工作。而西瓜含有大量的葡萄糖，食用过多，很容易引发糖尿病的并发症——酮症酸中毒，造成严重后果。

红石榴

⊙ 食材身份证

中文学名：红石榴

俗名或别称：安石榴、若榴、丹若、金罂、金庞、涂林、天浆

所属家族：石榴科石榴属

⊙ **食材功效**

抗氧化、排毒：红石榴中含有大量的石榴多酚和花青素，抗氧化性是绿茶的 3 倍，维生素 C 更是绿茶的 20 倍，能有效中和自由基，促进新陈代谢，排出毒素。

促进消化：红石榴中含有丰富的果酸，这种物质可以调节胃酸分泌，提高肠胃消化功能。另外，红石榴含有的一些微量元素还能修复受损的胃黏膜，减少刺激性物质对胃黏膜的伤害。

预防骨质疏松：除了丰富的维生素 C 和维生素 B，红石榴还含有一些维生素 A 和维生素 D，这些维生素可以促进人体正常代谢，而且能保护人类眼睛，滋养细嫩肌肤，更能促进人体对微量元素钙的吸收，能提高骨骼密度，预防骨质疏松。

⊙ **食用禁忌**

患有糖尿病的人禁止吃红石榴，因为红石榴是一种高糖水果，食用以后会让血糖进一步升高，让病情加重，严重时还会导致糖尿病并发症，对人体健康十分不利。

柿子椒（彩椒）

⊙ **食材身份证**

中文学名：柿子椒

俗名或别称：甜椒、番椒、大同仔、皇帝椒、甘椒、生番椒、菜椒、灯笼椒

所属家族：茄科辣椒属

⊙ **食材功效**

抗氧化、防衰老：灯笼椒的番茄红素具有抗氧化功效，还能抑制细胞

老化，在维持人体健康的同时还能提高人体抗衰老能力。

提高免疫力：灯笼椒中不但含有植物蛋白，还含有丰富的维生素 C 和对人体有益的氨基酸，这些营养能提高人体免疫系统功能，提高人体自身免疫力。

保护心血管：灯笼椒中不仅含有丰富的无机盐和微量元素磷，还含有能加快人体血液循环的叶绿素，人体吸收了这些物质后，可以提高心血管的韧性与弹性，并能促进血液循环。

⊙ **食用禁忌**

禁止长时间高温烹煮灯笼椒，不然会使营养大量流失，另外，湿热体质和肝火过旺的人吃灯笼椒更容易上火，有痰的人也禁止吃灯笼椒，否则对身体健康不利。

番茄

⊙ **食材身份证**

中文学名：番茄

俗名或别称：番柿、西红柿、蕃柿、小番茄、狼茄、洋柿子

所属家族：茄科番茄属

⊙ **食材功效**

保护心脏：番茄中含有较多的类黄酮，有类似阿司匹林的作用，具有降血压、降血脂、增加冠状动脉血流量等功能。

防癌抗癌：番茄是维生素 C 的天然食物来源，每天食用 1～2 个番茄，可以增强血管柔韧性，防止牙龈出血，番茄红素可以增强抗癌能力。

健胃消食：番茄中含有番茄素，番茄素具有止渴生津、健胃消食的作用，是益气生津、健脾和胃的佳品。

⊙ **食用禁忌**

在吃番茄之前一定要记得清洗干净。虽然番茄的表皮很光滑，看起来有一种很干净的感觉，但实际上，其表面可能会有一些农药残留，吃了还会危害人体健康。应该使用洗洁精或者果蔬洗涤剂清洁表皮。

红凤菜

⊙ **食材身份证**

中文学名：红凤菜

俗名或别称：红菜、补血菜（中国台湾地区）、木耳菜等

所属家族：菊科菊三七属

⊙ **食材功效**

补血止血：红凤菜中的黄酮苷可以起到很好的止血作用，可用于治疗女性的痛经、血崩之类的疾病。

杀菌消毒：红凤菜中的青花素具有一定的杀菌消毒的作用，和大蒜比较相似，但是大蒜在腹泻的时候食用会加重腹泻，红凤菜在腹泻的时候食用却能起到止泻的作用。将红凤菜捣烂之后，加入米酒搅拌，可以用来治疗甲沟炎。

⊙ **食用禁忌**

红凤菜有一定毒性，在平时生活中偶尔可以食用，这是因为红凤菜的毒性并不是很大，能被肝脏正常解毒，但是如果长时间食用，且没有停歇的话，就会造成毒性沉淀，最终造成人体出现食物中毒的情况。

红辣椒（红色）

⊙ 食材身份证

中文学名：红辣椒

俗名或别称：番椒、海椒、辣子、辣角、秦椒

所属家族：茄科辣椒属

⊙ 食材功效

促进新陈代谢：红辣椒中的辣椒素能加速新陈代谢，促进激素分泌，有美容的效果。

预防癌症：红辣椒富含维生素C，可以控制心脏病及冠状动脉硬化，降低胆固醇，同时它还含有包括辣椒素在内的较多抗氧化物质，可预防癌症及其他慢性疾病。

降脂减肥：红辣椒所含的辣椒素，能够促进脂肪的新陈代谢，防止体内脂肪积存，有利于降脂减肥。

⊙ 食用禁忌

过多食用辣椒素会剧烈刺激胃肠黏膜，引起胃痛、腹泻，并使肛门有烧灼刺疼感，诱发胃肠疾病，促使痔疮出血。所以，不管有多爱吃辣，应有节制地吃。

台湾藜（中国台湾地区特有）

⊙ 食材身份证

中文学名：台湾藜

俗名或别称：红藜、赤藜、紫藜、彩虹米

所属家族：菊科菊三七属

⊙ **食材功效**

抗氧化：台湾藜含有大量的抗氧化酶——过氧化物酶、过氧化氢酶和超氧化物歧化酶。这三种酶有很强的酵素活性，可以用来抗氧化、预防老化、降血脂，保护心、脑血管。

解毒解热：全草有祛湿、解毒、解热，还有止泻的作用，可以治疗创伤、肿毒、疥癣、肤痒、痔疮、便秘等。

利尿消肿：可以治疗小便不利，去水肿。

⊙ **食用禁忌**

台湾藜的钾含量较高，肾功能不全或肾衰竭患者对钾的代谢能力较低，吃多了可能导致高钾血症。

草莓

⊙ **食材身份证**

中文学名：草莓

俗名或别称：凤梨草莓、红莓、洋莓、地莓、士多啤梨

所属家族：蔷薇科草莓属

⊙ **食材功效**

保护视力：草莓富含胡萝卜素与维生素 A，可在一定程度上缓解夜盲症，具有明目养肝、促进生长发育的作用。

预防坏血病：草莓中的维生素 C 含量是苹果、梨的 7 倍多，可以防止牙龈出血、牙龈萎缩等坏血病症状。

预防便秘：草莓含有丰富的膳食纤维，可促进胃肠道蠕动，改善便秘，预防痤疮、肠癌的发生。

⊙ **食用禁忌**

吃草莓的量应该适度，千万不要贪吃。尤其是患有尿路结石和肾功能不全的人，因为草莓含有草酸钙，吃得太多会导致疾病恶化和胃肠功能障碍。

蔓越莓

⊙ **食材身份证**

中文学名：蔓越莓

俗名或别称：蔓越橘、小红莓

所属家族：杜鹃花科越橘属

⊙ **食材功效**

抗幽门螺杆菌：蔓越莓中含有的原花青素、鞣花酸、酚酸、白藜芦醇等物质，具有抗菌消炎的功效，尤其能抑制幽门螺杆菌的感染，还可以预防胃溃疡、胃癌、十二指肠溃疡等。

预防尿道感染：蔓越莓有较多的原花青素，它能抑制细菌黏附能力，能阻止大肠杆菌等致病菌黏附在尿道的上皮细胞和膀胱壁上，促使病菌随着尿液排出，从而预防尿道感染。

抗氧化：蔓越莓中的黄酮类化合物具有强大的抗氧化功能，而且黄酮醇和原花青素对动脉粥样硬化有预防作用。

⊙ **食用禁忌**

蔓越莓含有比较多的糖分，所以患有糖尿病的人要谨慎食用，否则血糖持续升高，加重病情，引起糖尿病并发症。

覆盆子

⊙ **食材身份证**

中文学名：覆盆子

俗名或别称：复盆子、绒毛悬钩子、覆盆莓、乌藨子、小托盘

所属家族：蔷薇科悬钩子属

⊙ **食材功效**

抗菌消炎：覆盆子中的花色素苷和黄酮类物质含量非常高，所以它具有抗炎消炎和抗菌杀菌功效，能抑制多种致病菌的活性，减少炎症出现，可以治疗尿路感染等的感染性疾病。

⊙ **食用禁忌**

覆盆子可以美容养颜，许多化妆品中都有覆盆子酮葡萄糖苷；不过要注意的是，覆盆子食用过多后会上火。

苹果

⊙ **食材身份证**

中文学名：苹果

俗名或别称：平安果、智慧果、平波、超凡子、天然子、滔婆

所属家族：蔷薇科苹果属

⊙ **食材功效**

降糖降脂：苹果中的胶质和微量元素铬能维持血糖的稳定，还能有效地降低胆固醇。

提神醒脑：苹果特有的香味可以缓解压力过大造成的不良情绪。

美容养颜：苹果中含有大量的镁、硫、铁、铜、碘、锰、锌等微量元素，可使皮肤细腻、润滑、有光泽。

⊙ **食用禁忌**

因为苹果性凉，质地较硬，且富含糖分、粗纤维和有机酸，会刺激肠胃，因此溃疡性结肠炎、冠心病、心肌梗死、肾病、糖尿病患者慎吃；白细胞减少症、前列腺肥大，以及平时有胃寒症状的人忌生吃苹果。

樱桃

⊙ **食材身份证**

中文学名：樱桃

俗名或别称：车厘子、莺桃、英桃等

所属家族：蔷薇科樱属

⊙ **食材功效**

预防贫血：樱桃含铁量高，位于各种水果之首。铁是合成人体血红蛋白、肌红蛋白的原料，在人体免疫、蛋白质合成及能量代谢等过程中，发挥着重要的作用，能预防贫血。

抗氧化：樱桃当中含有花青素、维生素 C 等物质，具有一定的抗氧化作用，能够清除体内的自由基，可减少皮肤色素沉着。

⊙ **食用禁忌**

樱桃虽然很有营养，但也不能过量食用，过量食用的话容易加重肠胃负担，从而导致腹痛或消化不良等，且樱桃富含有机酸和糖分，故患有消化道溃疡与糖尿病的人，不建议食用。

5.黑色植物食材（包含蓝色和紫色）

黑色植物食材是指颜色呈黑色、紫色、蓝色或深褐色的各种天然植物食材。这类食材不但具有很高的食疗价值和药用价值，而且还具有消除人体内自由基、抗氧化、降血脂、抗肿瘤、抗衰老、养生保健、益寿延年的特殊功效。

茄

⊙ **食材身份证**

中文学名：*茄*

俗名或别称：*矮瓜、白茄、吊菜子、落苏、茄子、紫茄*

所属家族：*茄科茄属*

⊙ **食材功效**

防治胃癌：茄子含有龙葵碱，能抑制消化系统肿瘤细胞的增殖，尤其对于防治胃癌有一定效果。

抗衰老：茄子含有维生素 E，有防止出血和抗衰老的功能，常吃茄子还可使血液中胆固醇水平不致增高。

保护心血管：茄子含有丰富的维生素 P，它能增强人体细胞间的黏着力，增强毛细血管的弹性，减低毛细血管的脆性及渗透性，防止微血管破裂出血，使心血管保持正常的功能。

⊙ **食用禁忌**

中医认为，茄子属寒性，有消化不良、容易腹泻、便溏症状的孕妇朋友不宜多吃。在选择茄子的时候，应选择新鲜茄子，最好不要选择老茄子，特别是秋后的老茄子，其含有较多的茄碱，对人体有害，不宜多吃。

海带

⊙ 食材身份证

中文学名：*海带*

俗名或别称：*纶布、昆布、江白菜*

所属家族：*海带科海带属*

⊙ 食材功效

抗辐射、排铅毒：海带中的海藻酸钠不但能预防放射性锶被消化道吸收，而且对生物体内旧有的铅和放射性锶有排出作用。

降压降脂：海带含有钙和钾元素，能够降低人体对钠、胆固醇的吸收，有助于降低血压，并能促进胆固醇的排泄，调整胃肠。

利尿消肿：海带表面白霜似的白色粉末叫作甘露醇，具有降压、利尿和消肿的作用。

⊙ 食用禁忌

海带食用前不宜过度清洗，因为海带中除了含有重要的碘元素之外，还含有一种重要的营养物质甘露醇，这种营养物质一般都聚集在海带表层，过度清洗后，会造成大量的碘元素与甘露醇溶于水而流失掉。

乌梅

⊙ 食材身份证

中文学名：*乌梅*

俗名或别称：*梅实、黑梅、熏梅、桔梅肉*

所属家族：*蔷薇科杏属*

⊙ 食材功效

护肝保肝：乌梅中含有多种有机酸，它们能改善肝脏功能，有护肝保肝的作用。

杀菌抑菌：乌梅能够抑制多种致病菌，如志贺菌、大肠杆菌、伤寒沙门菌、副伤寒杆菌、百日咳鲍特菌、脑膜炎奈瑟菌等。

防治便秘：乌梅中富含儿茶酸，它能够润滑肠道，促进肠蠕动，有效防治便秘。

⊙ **食用禁忌**

痢疾、肠炎初期患者，以及经期女性朋友、孕产妇忌食。

一般人也不可吃太多乌梅，乌梅酸性极强，对牙齿、骨骼和脾胃会有一定的损伤，对身体健康不利。

紫菜

⊙ **食材身份证**

中文学名：紫菜

俗名或别称：坛紫菜、索菜、子菜、紫英、甘紫菜

所属家族：红毛藻科紫菜属

⊙ **食材功效**

预防甲状腺肿大：紫菜中含有丰富的碘元素，能够对甲状腺肿大起到一定的预防作用。

健脑益智：紫菜中含有大量的胆碱成分，这类物质能够促进大脑发育，促进智力发育的同时还可以提高记忆力。

提高免疫力：紫菜所含有的丰富多糖元素可以增强细胞和体液的免疫水平，从而有效提高身体免疫力。

⊙ **食用禁忌**

任何食物都不宜过量食用，消化功能弱和脾虚的人建议少量食用，否

则可能会导致腹泻。

秋葡萄

⊙ 食材身份证

中文学名：秋葡萄

俗名或别称：洛氏葡萄、紫葡萄、野葡萄、山葡萄、腺葡萄等

所属家族：葡萄科葡萄属

⊙ 食材功效

预防心脑血管疾病：紫葡萄富含矿物质，能降低人体血清胆固醇水平，降低血小板的凝聚力，可阻止血栓形成，预防心、脑血管疾病。

抗氧化、抗衰老：紫葡萄中的类黄酮抗氧化能力很强大，可以清除体内自由基，延缓衰老。

防癌抗癌：紫葡萄中含有丰富的白藜芦醇，不仅可以防止健康细胞癌变，还可以阻止癌细胞扩散。

⊙ 食用禁忌

紫葡萄含糖量较高，患有糖尿病的人和便秘的人不宜多吃。

葡萄干

⊙ 食材身份证

中文学名：葡萄干

主要原料：葡萄

主要营养成分：铁、白藜芦醇、多酚

所属家族：葡萄科葡萄属

⊙ **食材功效**

改善糖尿病：葡萄干含有高浓度的抗氧化成分，少量食用对改善 2 型糖尿病具有一定的保健作用。

预防心血管疾病：葡萄干能降低胆固醇，预防血栓形成，合理地进食葡萄干及增加步行，可以改善脂蛋白代谢，降低炎症反应，有益于降低心血管疾病的患病风险。

杀菌抑菌：葡萄干含有高浓度的天然酚类化合物，对细菌、真菌有超强抑杀作用，因此，葡萄干具有超强抗菌性。

⊙ **食用禁忌**

在吃葡萄干前，最好清洗一下，用开水冲洗 2 分钟即可，因为在制作、运输的过程中可能会留下尘土污染，尤其是散装的葡萄干。为了让口感更好，可以将清洗完的葡萄干用干净布擦干，再放入干净的容器内晾干，或放入烤箱烘干。

蝶豆花

⊙ **食材身份证**

中文学名：蝶豆花

俗名或别称：蓝花豆、蝴蝶花豆、蓝蝴蝶

所属家族：豆科蝶豆属

⊙ **食材功效**

保护视力：蝶豆花中的花青素可以促进视网膜中视紫红质的再生成，而视紫红质是保证正常视力的关键物质，所以蝶豆花有保护视力的作用。

防晒美白：蝶豆花中的花青素是天然的阳光遮盖物，能够有效地阻挡紫外线对于人体肌肤的伤害，其具有的抗氧化作用，可以达到美白肌肤的效果。

保健心脏血管：蝶豆花中天然蓝色素的功效也很强大。如果将其加入柠檬并调制成花茶饮品，就是保健心脏血管的绝佳饮料。

⊙ **食用禁忌**

因为蝶豆花的天然色素及营养价值，常被加入很多饮品中，好看又美味。蝶豆花可以增加胰岛素分泌，但是要注意，食用时不要加太多糖，不然不仅起不了降血糖的作用，反而会增加血糖。

蓝莓

⊙ **食材身份证**

中文学名：蓝莓

俗名或别称：笃斯、笃柿、嘟嗜、都柿、甸果、笃斯越橘、越橘

所属家族：杜鹃花科越橘属

⊙ **食材功效**

改善视力：蓝莓中的花青素可促进视网膜细胞中视紫质的再生成，可预防重度近视及视网膜剥离，并可改善视力。

抗衰老、提高免疫力：天然的蓝莓花青素是最有效的抗氧化剂，可减少氧自由基对细胞膜、DNA 和其他细胞成分的损害，预防体内功能紊乱，提高免疫力，延缓衰老。在人们经常食用的 40 多种水果和蔬菜中，蓝莓的抗氧化能力最强。

⊙ **食用禁忌**

蓝莓含糖量较高，且有通便、利尿的效果，但其中的草酸盐结晶容易在体内堆积，因此患有腹泻、糖尿病、肾脏疾病或胆囊疾病的人不建议食用。另外，对于正常人来说，蓝莓中的维生素 C 和乳制品中的蛋白质相遇时容易凝固，不利于消化；蓝莓中的草酸盐也会影响钙的吸收，所以，蓝莓不宜与牛奶乳制品和高钙食物一起食用。

第 6 章

抗炎食谱

降血压的保健食谱5道
降血糖的保健食谱6道
降胆固醇的保健食谱7道
......

你是否注意到身体时不时发出

的一些发炎的讯号？接下来要做的事情就是

想办法减轻炎症，提高免疫力。

从根源入手，就要改变我们的生活习惯，饮食习惯是

其中最重要的一环。饮食习惯需要经过长时间的养成，

我们可以在日常生活中有意识地改变它。

这里提供了 22 种针对慢性疾病和身体养护的

保健食谱，种类丰富，让改变饮食习惯这件事情

变得简单又轻松。下面请开启美味、

轻松的抗炎之旅吧！

1.降血压的保健食谱5道

高血压是指以体循环动脉血压（收缩压和／或舒张压）增高为主要特征（收缩压≥140毫米汞柱，舒张压≥90毫米汞柱），可伴有心、脑、肾等器官的功能或器质性损害的临床综合征。高血压是导致心、脑血管疾病发生、发展的重要原因，严重威胁人们的生命质量，影响人们的生活质量，成为亟待解决的健康问题。

罹患高血压后，人们主要通过改善饮食、控制并减轻体重、减少脂肪摄入、增加运动、戒烟酒等来进行自我管理。其实，不管是否罹患高血压，我们都应该纠正不良生活习惯，养成健康的生活习惯，尤其是饮食习惯，多吃润燥降压的果蔬，让自己的身体免于炎症或慢性疾病的困扰。

适合降血压的植物性食材

冬瓜、萝卜、胡萝卜、番茄、芹菜、山药、藕、洋葱、空心菜、海带、香菇、木耳、樱桃、西瓜、山楂、苹果、香蕉、梨、柑橘等。

⊙ 5道适合高血压患者的保健食谱

胡萝卜莲子肉饭

原料：胡萝卜200 g，莲子肉30 g，粳米150 g，大枣10枚。

做法：

①鲜胡萝卜洗净（不去外皮），分2次煮沸取汁500 mL。

②莲子去心用冷水浸泡20分钟；大枣洗净去核。

③取煮的胡萝卜汁，加水适量，同莲子肉、粳米、大枣共煮至香熟为度。

说明：胡萝卜含有维生素A、维生素C和维生素B_1、维生素B_2，以及钙、钾、磷、铁等元素，同时其所含的椰皮素、山奈酚能增加冠状动脉血流量，降低血脂，促进肾上腺素合成，所含的琥珀酸钾盐也有降低血压的作用。

注意事项：胡萝卜煮沸取汁做饭，有利于营养成分的保存和利用，优于菜肴中烹饪的胡萝卜。因此，想要发挥胡萝卜的降压功效，这种方法是最好的。

菠菜红枣粥

原料：菠菜50 g，红枣10枚，粳米80 g，姜米、精盐各适量。

做法：

①将菠菜洗净，放入热水中烫3～5分钟，捞出切小段。

②红枣（去核）洗净，粳米淘净，与红枣放锅内加入适量净水。

③武火煮到粳米七成熟时，放入菠菜、姜米、精盐，煮至香烂时即可，可早晚服。

说明：菠菜含有丰富的钾元素，有利于身体内钠的排泄，所以比较适合高血压人群食用。并且经常吃菠菜，能够促进肠道的蠕动，防止便秘，也可以避免血压增高。

芹菜炒香干

原料：芹菜 250 g，香干 3 块，茶籽油 50 mL，食盐、味精、干红椒各适量。

做法：

①择除芹菜的枯老叶片及根须，洗净，切成小长条并剖开茎部。

②香干切成与芹菜相等长条。

③武火待锅内油七分热时，加入干红椒爆香，再放入香干，稍炒片刻，即下芹菜，至芹菜溢出清香味时，加入食盐和味精即可。

说明：芹菜含维生素 P、维生素 C、胡萝卜素、植物蛋白，其叶含芹菜甙、挥发油、铁、有机酸。香干系豆类制品，100 g 中含蛋白质 15.8% 和人体必需氨基酸，尤以赖氨酸较多，脂肪为 7.8%，其中富含油酸及亚油酸，均系不饱和脂肪酸，具有降胆固醇的作用。

注意事项：其实芹菜叶所含的矿物质及维生素非常丰富，降压作用与其根茎无差。因此，做菜时最好不要去掉芹菜叶。

凉拌马齿苋

原料：鲜马齿苋 250 g，大蒜 15 g，麻油 50 mL，精盐、味精、酱油各适量。

做法：

①择去马齿苋杂质及老根，洗净，切成 1.5 cm 长小段，用

沸水烫透后沥干水分，置于盆内。

②大蒜拍成末状。

③将盆中马齿苋摊放，拌入精盐、蒜末、酱油、味精、麻油，拌匀，待马齿苋变软即可食用。

说明：马齿苋含丰富的膳食纤维，对老年性便秘有较好的清润作用，故老年高血压兼大便秘结者可常服，而脾胃虚寒者尽量少食。

糖醋白藕片

原料：白莲藕800 g，鲜红椒25 g，植物油50 g，白糖30 g，白醋15 g，香油5 g，精盐适量。

做法：

①将藕洗净、刨皮、去节、顺直切开，再横切成0.3cm厚的薄状，放盆内用净水漂洗、沥干水。

②鲜红椒洗净，去蒂、去籽，切成粒状。

③净锅放武火上，放油烧至六成熟，入红椒粒煸2～3分钟，倒入藕片，加入精盐、白糖、白醋，快炒均匀，熟时淋上香油翻拌，装盘即成。

说明：藕营养丰富，含有蛋白质、脂肪、碳水化合物、膳食纤维、钙、磷、铁、胡萝卜素、硫胺素、核黄素、烟酸、维生素C、黏液蛋白等。藕所含的黏液蛋白和膳食纤维能减少人体对脂类的吸收，而且藕是碱性食物，有利于舒张血管，维持血压平衡，高血压患者可以食用藕，每天食用量控制在100～200 g即可。

DASH 饮食原则

DASH 饮食原则是美国国家心肺血液研究所研究总结出的一种饮食模式。其全称是 Dietary Approaches to Stop Hypertension，即终止高血压膳食疗法。

这种饮食模式容易学习和坚持，其核心原则就是减少钠的摄入，多吃富含钾、钙、镁和高纤维的食物。具体建议是多吃水果、蔬菜及全谷类食物；多吃无脂或低脂食物，包括鱼、家禽、豆类、坚果、低脂乳制品；少吃甜食、含糖饮料、红肉，以及人为添加脂肪的食物。

2.降血糖的保健食谱6道

糖尿病是一组以高血糖为特征的代谢性疾病。高血糖则是由于胰岛素分泌缺陷或其生物作用受损，或两者兼有引起。长期存在的高血糖，会导致各种组织，特别是眼、肾、心脏、血管、神经慢性损害、功能障碍。

对糖尿病患者来说，日常饮食可直接影响血糖的水平。所以，合理地调整饮食结构，多吃一些降糖的食物是至关重要的。

适合降血糖的植物性食材

红豆、燕麦、魔芋、秋葵、木耳、西蓝花、番茄、白萝卜、荠菜、花椒芽、苦菜、鱼腥草、长叶莴苣、香椿等。

⊙ 6道适合糖尿病患者的保健食谱

山药薏苡仁糙米饭

原料： 山药、薏苡仁各150 g，糙米50 g。

做法：

①山药洗净去皮后，切成小丁。

②薏苡仁与糙米分别浸泡4小时，沥干水分后，加入适量的水，用电锅蒸煮成饭。

③最后将山药混入饭中，再蒸煮5分钟，即可食用。

说明： 山药所含的植化素——杨梅素能够帮人调节血糖，而且薏苡仁和糙米也会减慢人体对糖类的吸收，从而有效控制血糖。

薏苡仁赤豆粥

原料： 薏苡仁、红小豆、泽泻各50 g。

做法： 将泽泻先煎取汁，用汁与红小豆、薏苡仁同煮为粥。可供晚餐食用。

说明： 红豆含有丰富的膳食纤维、B族维生素、铁、蛋白质、脂肪、钙、磷、烟酸等成分，其中的膳食纤维可以延缓血糖升高，并可延缓糖类的吸收，还能润肠通便，起到辅助降血糖的作用。而薏苡仁含有多种维生素和矿物质，还含有豆甾醇、谷甾醇等物质，有助于降低血糖。

油烩西葫芦

原料： 西葫芦1000 g，盐5 g，香油50 g，花椒7 g。

做法：

①西葫芦剥去外皮，削去内瓤，用刀滚切成三角块，放入开水锅内氽一下，捞出装盘。

②将香油烧沸，下入花椒，炸出香味后捞出不要，然后放入西葫芦，再放入盐，翻炒两下，稍焖一会儿，收汁后装入盘内，淋上香油即可食用。

说明： 西葫芦含有较多维生素 C 等营养物质，尤其是钙的含量极高。它除了可以给我们的身体提供各种各样所需要的营养物质之外，还可以辅助治疗糖尿病。

凉拌酸辣白菜

原料： 白菜 600 g，大葱 5 g，姜 5 g，红尖辣椒 10 g，盐 5 g，醋 30 g，香油 25 g。

做法：

①白菜洗净切丝，放入碗内，先放盐 3.5 g，拌匀，腌十几分钟后用手将菜挤干，散放在另一个碗内；大葱、姜切丝，辣椒切碎。

②锅放火上，倒入香油，油热时，葱丝、姜丝、辣椒下锅，用勺煸炒，加入余盐、醋和水少许，汁沸时，浇在白菜上，拌匀即可食用。

说明： 白菜属于一种低升糖指数的食物，还含有丰富的维生素、膳食纤维，所以不仅对糖尿病患者的血糖影响不大，还可以达到补充糖尿病患者营养的目的。

山药扁豆粥

原料： 鲜山药、粳米各30g，白扁豆15g。

做法：

①将鲜山药去皮切片。

②先煮粳米、白扁豆，后入山药，粥成即可。适合供早餐食用。

说明： 山药含有黏蛋白，有助于控制血糖，还有一定预防心血管疾病的作用。其含糖量不高，同时没有太多脂肪，对血糖不会造成过大影响。

腐竹炒苋菜

原料： 水发腐竹100g，苋菜200g，素油20g，葱丝、精盐、味精、葛根淀粉各适量。

做法：

①水发腐竹切段备用。

②炒锅中加入油，待热后放入葱丝，炒出香味后，放入腐竹段煸炒至七成熟。

③加入苋菜翻炒，加精盐、味精至熟透，勾葛根淀粉汁，视汤汁明亮即可。

说明： 苋菜中含有丰富的膳食纤维和钙、铁、镁元素，可以促进胰岛素的分泌，有助于控制血糖。但记住，吃苋菜要适量，不能一次吃得太多，因为苋菜有通便的作用，但是无节制地吃可能会引起腹泻症状，而且苋菜中钾含量很高，如果大量食用会加重肾脏负担。

糖尿病患者健康饮食原则

首先，在整体上科学控制摄入的总热量。其次，合理控制糖的摄入，这是糖尿病饮食调养的关键。第三，合理控制脂肪的摄入。最后，在以上饮食原则基础上，控制盐的摄入，适当补充维生素、矿物质和微量元素。

但需要注意的是，饮食治疗只是糖尿病治疗的一个方面，在这一过程中，药物治疗、运动治疗等同样必不可少。只有将各种治疗手段综合运用，才能起到很好的控制血糖效果，从而提高糖尿病患者的生活质量。

3.降胆固醇的保健食谱7道

胆固醇是哺乳动物中主要的甾体类化合物，在基本的细胞生命活动中起到重要的作用。胆固醇虽然是身体中的一种必要物质，但是胆固醇过多或过少都对身体有坏处。

如果高胆固醇的人想要降胆固醇，就要尽量避开那些可以增加体内胆固醇含量的行为和食物。吃清淡食物，多吃水果和蔬菜，保持健康的作息并且坚持运动，就能很好地帮助你将体内的胆固醇含量降下来，拥有一个健康的身体。

适合降胆固醇的植物性食材

绿豆芽、黄豆、苹果、葡萄、玉米、大蒜、韭菜、洋葱、香菇、冬瓜、橄榄油、胡萝卜、海带、山楂、葡萄柚、茶、山核桃等。

⊙ 7道降胆固醇的保健食谱

小白菜豆腐汤

原料： 小白菜、豆腐各100 g，葱花、花椒粉、盐、鸡精各适量，植物油2 g。

做法：

①小白菜择洗干净。

②豆腐洗净，切小块。

③汤锅倒入植物油烧至七成热，下葱花、花椒粉炒出香味，放入豆腐和适量水烧开。

④加入小白菜煮2分钟，用盐和鸡精调味即可。

说明： 豆腐含有丰富的蛋白质和钙，而且豆腐的氨基酸的组成形式和人体所需的必需氨基酸相似，属于优质蛋白。而小白菜所含的营养价值成分与白菜相似，它含有蛋白质、脂肪、糖类、膳食纤维、钙、磷、铁、胡萝卜素、维生素 B_1、维生素 B_2、烟酸、维生素 C 等。其中钙的含量较高，几乎等于白菜含量的 2 ~ 3 倍。小白菜中的胡萝卜素是大白菜的 74 倍，可以明目护眼。

芝麻油菜

原料： 油菜150 g，白芝麻25 g，盐、鸡精各适量，香油3 g。

做法：

①油菜择洗干净，入沸水中焯1分钟，捞出，晾凉，沥干水分。

②白芝麻挑去杂质。

③炒锅置火上烧热，放入白芝麻炒熟，盛出，晾凉。

④取盘，放入油菜，加盐、鸡精和香油拌匀，撒上熟白芝麻即可。

说明：油菜具有润肠通便、解毒消肿、降低血脂的功效。白芝麻具有补血明目、祛风润肠、生津通乳、强身体、抗衰老的功效。芝麻油菜具有润肠排毒、增强肝脏排毒能力、降低血脂、补血明目的功效。

花生菠菜

原料：熟花生仁 50 g，菠菜 250 g，蒜末、盐、鸡精各适量，香油 3 g。

做法：

①熟花生仁去皮。

②菠菜择洗干净，入沸水中焯 30 秒，捞出，晾凉，沥干水分，切段。

③取小碗，放入蒜末、盐、鸡精和香油搅匀，做成调味汁。

④取盘，放入菠菜段，淋入调味汁拌匀，撒上花生拌匀即可。

说明：花生菠菜能够辅助降低血脂，因为其中含有的膳食纤维能够减缓脂肪吸收的速度和程度。此外，在减少心、脑血管疾病发生方面也有着重要的作用。

芹菜木耳拌百合

原料：芹菜 200 g，黑木耳 20 g，鲜百合 60 g，枸杞子 3 g，香油、盐各 3 g，醋 5 g。

做法：

①将芹菜洗净后，取茎切段。

②将黑木耳在凉水中泡发后，去根洗净，撕成小片。

③将鲜百合剥开后洗净备用。

④枸杞子洗净后用冷水泡软。

⑤在煮锅中加入适量清水，大火煮开后，将芹菜茎在滚水中焯30秒后取出；黑木耳在滚水中焯1分钟后取出；鲜百合在滚水中焯30秒取出。

⑥将芹菜、黑木耳、百合、枸杞子一起放入大碗中，倒入香油、盐、醋调味，拌匀即可食用。

说明： 芹菜具有提高食欲、预防坏血病、利尿健胃等功效，并且芹菜素具有降血压和舒张血管的作用，其中的膳食纤维可以加快食物在胃肠内的运转时间，对防治便秘也有很好的作用。百合含有磷、硒、维生素 C、维生素 B_1、维生素 B_2 等多种营养素，可以润肺止咳。百合和木耳都有提高机体免疫力的功效。

牛油果玉米寿司

原料： 糙米饭 2 碗，紫菜 3 张，牛油果 1/4 个，玉米粒 4勺，胡萝卜、白糖、白醋均少许，清水一勺半。

做法：

①将糙米饭放入锅中，加入白糖、白醋和清水。

②紫菜放在烤盘里，以 200 ℃烤 1 分钟。

③胡萝卜切成长条，在热水中烫熟备用；牛油果切成长条备用。

④将糙米饭铺在紫菜上，放入胡萝卜、牛油果、玉米粒等

材料后，用手卷成长筒状，逐个卷起后，再切成 1 cm 宽的厚片，装盘即可食用。

说明：牛油果营养丰富，含有大量的蛋白质、脂肪、维生素、膳食纤维及铁、钙、钾等矿物质，玉米中含有大量的淀粉、膳食纤维、维生素 E、卵磷脂、亚油酸等，有较高的食用价值。

香橙葡萄柚汁

原料：橙子 2 个，葡萄柚 1 个，寡糖少许。

做法：

①橙子洗净去皮、去籽，只留果肉切块状备用。

②葡萄柚洗净去皮、去籽，只留果肉切块状备用。

③加入寡糖，搅打一下即可饮用。

说明：葡萄柚含有大量的维生素 P、维生素 C，还有大量的膳食纤维。适量吃一些葡萄柚，还可以有效地吸收其中的柠檬酸、钙、钾等营养成分，从而可以起到一定的降血压、降血脂的作用。

番茄排骨汤

原料：排骨 500 g，番茄 250 g，番茄酱 40 g，姜片少许，盐适量，料酒 1 小匙。

做法：

①排骨在清水中适当地泡一泡，以泡去多余的血水，然后洗净。

②洗好的排骨需要汆烫 2 分钟，捞起用凉开水冲去血水、血

沫，备用。

③取来汤锅，置火上，加适量开水，放入姜片、排骨、料酒，炖至排骨烂熟，这个过程大概需要 1~1.5 小时。

④待排骨烂熟时，再加入番茄、番茄酱、盐，炖煮一会儿即可。

说明：番茄中的番茄红素不仅有抑制细菌的作用，还可以阻止胆固醇的合成；其富含胡萝卜素、维生素 C、维生素 B_1、维生素 B_2 和钙、磷、钾等元素，可以有效预防心、脑血管疾病。

降低胆固醇的饮食原则

• 限制膳食胆固醇的摄入。忌食胆固醇含量高的食物，如动物的脑、肝、肾，以及蟹黄、蛋黄、松花蛋等。

• 适当增加一些具有调节血脂、降胆固醇作用的食物，如豆类食品、大蒜、洋葱、山楂、灵芝、香菇、木耳等。

• 限制动物脂肪，适当增加植物油。炒菜烹饪用植物油代替动物油。

• 饮食宜清淡，特别是老年人，体内调节能力逐渐减弱，饮食清淡比油腻更有利于控制胆固醇升高。

• 多吃新鲜蔬菜及瓜果类，增加膳食纤维摄入，有利于胆固醇的排出，减少胆固醇合成，降低血胆固醇。所以食物不要过细过精，每日膳食不能缺少蔬菜、水果、粗粮等含膳食纤维高的食物。

4.预防血栓形成的保健食谱5道

血栓是指血流在心血管系统血管内面剥落处或修补处的表面所形成的小块。不管发生在人体哪个部位，血栓造成的后果都是很严重的。脑血栓会引起中风（另一种中风是脑出血），心脏血管血栓会引起心肌梗死，其他部位的血栓可能会引起肢体致残或脏腑病变。

如果想消除或预防血栓形成，首先就要解决血液黏稠的问题。而饮食是辅助治疗血液黏稠最基础的措施。

适合预防血栓形成的植物性食材

芹菜、胡萝卜、番茄、木耳、洋葱、大蒜、海带、香菇、紫茄、花椰菜、土豆、黄豆、柠檬、菠萝、香菜、柑橘、木瓜等。

⊙ 5道预防血栓形成的保健食谱

黑木耳紫菜鸡蛋汤

原料：黑木耳50 g，紫菜20 g，鸡蛋1个，麻油、精盐、味精各适量。

做法：

①将黑木耳与紫菜分别浸软、洗净、切碎，加水500 mL煮至300 mL。

②打入鸡蛋，搅散，煮熟。

③放精盐、味精，淋麻油。分1～2次趁热吃菜喝汤。

说明：黑木耳紫菜鸡蛋汤有很高的营养价值，其含有丰富的钙、铁和维生素等等。此外，木耳中的维生素K、钙等营养物质还能软化血管，减少心、脑血管疾病的发生发展，同时黑木耳还有止痛和活血的功效，可以预防血栓形成，尤其适用于血栓闭塞性脉管炎恢复期的患者。

番茄汁

原料： 成熟番茄 2 个，橄榄油 1 匙，蜂蜜 2 匙，少许清水。

做法：

①将番茄切成块状，备用。

②将切好的番茄、清水、橄榄油、蜂蜜倒进料理机中，搅打成汁即可饮用。

说明： 研究发现，一份 150 mL 的番茄汁可使血液黏稠度下降 70%，也就是说，番茄汁有抗血栓形成的功效，并且这种降低血液黏稠度的作用可维持 18 小时。而且，番茄籽周围的黄绿色胶状物有降低血小板聚集，防止血栓形成的作用，每 4 个正常大小的番茄中的胶状物质，就可将血小板活性降低 72%。

蒜蓉蒸紫茄

原料： 紫皮茄子 2 个，大蒜 3~5 瓣，葱 1 棵，剁椒 1 小勺，盐、白糖、花生油、香油少许，生抽、醋适量。

做法：

①将茄子洗净，切成 4 块，放蒸锅上蒸 15~20 分钟。

②将蒸熟的茄子拿出来撕成细条，放凉，控出水分。

③葱切碎，备用。

④把蒜瓣加盐，用蒜白捣成蒜蓉，再加入生抽、醋及少许白糖调成料汁。

⑤将料汁倒在茄条上，在上面放一勺剁椒和葱花。

⑥热锅里放少许花生油,烧至七八成热,淋在茄条上。

⑦最后淋几滴香油,拌匀即可食用。

说明: 紫茄子富含维生素P,可软化微细血管,防止小血管出血和血栓形成,对高血压、动脉硬化、咯血、紫癜(皮下出血、瘀血)及坏血病患者均有益。

蘑菇豆腐羹

原料: 蘑菇100 g,豆腐1块,胡萝卜1根,小青菜3棵,蒜瓣、生抽、醋、油适量,蘑菇精、胡椒粉、白糖少许,水淀粉1小碗。

做法:

①胡萝卜滚刀切块、蘑菇切片、豆腐切块、小青菜洗净,备用。

②烧一锅水,蘑菇片放入开水锅里煮,放油、盐、蘑菇精,煮出蘑菇的鲜香味。

③紧接着放胡萝卜,煮沸,放入豆腐块和小青菜,加入胡椒粉煮开。

④把蒜瓣加盐,用蒜白捣成蒜蓉,再加入生抽、醋、少许白糖调成料汁。

⑤以上食材都煮熟后,水淀粉勾芡煮沸即可出锅。

说明: 黄豆中含有的皂苷,可以清除体内自由基,有显著的抗癌活性,具有抑制肿瘤细胞生长、抑制血小板聚集、抗血栓的功效。而其所含有的大豆蛋白可显著降低血浆胆固醇、甘油三酯和低密度脂蛋白,不仅可以预防结肠癌,还有助于预防心、脑血管疾病。

香菇炒油菜

原料： 油菜 200 g，香菇 200 g，盐、糖、生抽、水淀粉、鸡精、油各适量。

做法：

①把油菜择好洗净，香菇洗净切片，备用。

②锅中放适量油，烧热后放入油菜，加一点盐炒熟，盛出备用。

③锅中放适量油，烧至五成热后放入香菇片翻炒，加入适量盐、生抽和白糖翻炒至熟。

④放入炒过的油菜，加入适量的鸡精和水淀粉，翻炒均匀即可。

说明： 油菜能活血化瘀，可以促进血液循环、散血消肿。常吃香菇能够提高机体的免疫力，而且还可以预防和治疗很多疾病，如延缓衰老、降血压、降血脂、降胆固醇。

预防血栓形成的饮食原则

血栓形成主要与内皮细胞损伤、血液高凝状态、血液淤滞有关。想要预防血栓，在饮食上应做到多样化、均衡化，并遵循饮食清淡、少肥甘油腻、少盐、少糖、高蛋白、高纤维的基本原则，以维护身体健康。

需要注意的是，以上食材及食谱都只能起到预防血栓形成的保健作用。如果真的发生血栓，一定要尽早去医院进行相关治疗，一般需要给予溶栓等治疗，必要时也可以在介入条件下取栓治疗，有时也需要手术治疗。

5.保护心血管的保健食谱9道

营养是生命和健康的物质基础。同样,营养与心血管健康密切相关。研究表明,心血管疾病的发病率和死亡率的升高,与不好好吃饭导致的膳食质量差有着密切关系。如果你的心血管已经出现问题,就要改善膳食模式,以保护心血管健康,使生活更幸福。

适合保护心血管的植物性食材

山楂、燕麦、红薯、山药、豆腐皮、大蒜、洋葱、香菇、番茄、葡萄、黑豆、猕猴桃、荞麦面、绿茶等。

⊙ 9道保护心血管的保健食谱

玉米鸡蛋胡萝卜羹

原料: 玉米粒200 g,鸡蛋1个,胡萝卜10 g,盐2 g,白糖10 g,湿生粉适量。

做法:

①玉米粒洗净;鸡蛋去黄留白,打散;胡萝卜去皮,切成粒。

②锅内加水,待水开时,投入玉米粒、胡萝卜粒,用中火煮至玉米出味。

③然后调入盐、白糖,打入鸡蛋白,再用湿生粉勾芡,推匀即可食用。

说明: 玉米具有抗血管硬化、降低血清胆固醇、防治高血压的作用,是一种有助于血管舒张、维持心脏正常功能的食物。

红枣莲子汤

原料： 红枣4颗，莲子20颗，红糖2小块。

做法：

①先把莲子清洗一下，用清水浸泡半小时。

②红枣用淀粉水反复搓洗，将红枣表面褶皱中的尘土和杂质清洗干净。

③莲子泡好后，用清水冲洗掉红枣表面多余的淀粉，这样可以让煮出来的红枣莲子汤更加清澈透亮。

④把莲子倒入电炖壶中，加入适量的清水，选择煮粥程序，时间为40分钟。

⑤莲子煮制20分钟后，倒入红枣再继续煮制。

⑥临近收尾时加入红糖，搅动一下，红糖完全溶化即可。

说明： 红枣含有维生素A、维生素C、维生素E、维生素P、生物素、胡萝卜素、磷、钾、镁等矿物质，以及叶酸、泛酸、烟酸等。它可以提高人体免疫力，有防治骨质疏松、贫血、软化血管、安心宁神等作用。莲子心所含的生物碱具有显著的强心作用。

菊花茶

原料： 干燥菊花3~5朵，100℃沸水。

做法：

①先将菊花放入杯中，注入沸水轻摇后立即将水倒掉。

②洗茶后再注入沸水泡制5分钟左右，即可饮用。

说明： 菊花对心血管系统的改善作用良好，可以起到显著的扩张冠状动脉、增强冠脉流量的作用。常喝菊花茶对冠心病、高血压和高脂血症等均有较好的辅助治疗作用。

山楂肉干

原料：猪瘦肉 1000 g，山楂 100 g，菜籽油 250 g，香油 15 g，姜 15 g，葱 25 g，花椒 3 g，料酒 20 g，酱油 10 g，味精 1 g，白糖 25 g。

做法：

①瘦肉去筋，洗净。

②山楂去杂质洗净，拍破去籽。

③姜、葱洗净，切成姜片、葱段。

④山楂加适量水，焯烫，捞出沥干备用。

⑤另外加适量清水煮沸，下猪瘦肉煮至六成熟，捞出肉，晾凉后切成 5cm 长的粗条。

⑥用酱油、姜、葱、料酒、花椒将肉条拌匀腌约 1 小时，沥去水分。

⑦炒锅置火上，将菜籽油烧热，投入肉条炸熟，呈黄色捞起，沥去油。

⑧将汆过的山楂略炸后，再将肉干倒入锅内，反复翻炒，微火焙干，放入香油、味精、白糖，翻炒均匀后起锅装盘即成。

说明：山楂中的黄酮类化合物有预防肿瘤和预防动脉粥样硬化的作用，对于扩张血管、增加冠状动脉血流量、改善心脏活动等都有一定的益处，还有降低血压和血液中胆固醇的作用。

素炒绿豆芽

原料：绿豆芽200 g，韭菜1小把，生抽2勺，料酒1勺，米醋1勺，葱1小段，姜2片，干辣椒1个，大蒜1瓣，植物油1勺，花椒粉1 g。

做法：

①绿豆芽淘洗干净，韭菜切段，葱、姜、蒜切末，干辣椒切丝。

②锅底烧油，放入花椒粉及辣椒、葱、姜、蒜，炒香。

③倒入绿豆芽大火翻炒，其间加入料酒、韭菜和米醋。

④全程大火翻炒2分钟左右，最后淋入少许香油即可。

说明：绿豆芽中的抗酸性物质，可以很好地促进血液循环，有利于疏通血管，对于高血压、心脏病、动脉硬化都有很好的防治作用。

红薯羹

原料：红薯400 g，白糖、糖桂花、水淀粉各适量。

做法：

①用清水将红薯清洗干净之后，去掉红薯皮，然后切成方丁。烧一锅沸水，将切好的红薯丁放入沸水锅中，稍烫片刻，便可捞出，再用清水清洗一遍，放入清水之中浸泡片刻。

②取出一个锅，置于火上，放入清水和红薯丁，大火将水烧沸后，再转成小火，焖煮大约20分钟。

③加入水淀粉和白糖进行勾芡，等到锅中的水再次煮沸，加入少量的糖桂花即可。

说明：红薯也被称之为山芋，含有非常丰富的蛋白质，可以保持血管的弹性，对防止动脉硬化有着很好的作用。

芦笋甜椒沙拉

原料：芦笋 150 g，黄、红色甜椒各 1/2 个，橄榄油、盐、水果醋、黑胡椒少许。

做法：

①芦笋洗净后去掉老皮，切段备用。

②黄、红甜椒洗净去蒂，去籽切丝备用。

③将芦笋和甜椒丝投入滚水中烫过，捞出后加入适量橄榄油、盐、水果醋、黑胡椒调味后，即可食用。

说明：芦笋富含硒元素及类黄酮类化合物芦丁，有助于防治心血管疾病，而且它还有低热量、低脂肪、低升糖指数的特点，很适合有心血管疾病和糖尿病的人食用。甜椒的椒红素能够增加血液中好的胆固醇，故能强健血管，改善血液循环，预防动脉硬化等各种心血管疾病。

番茄炖豆腐

原料：香豆腐 750 g，番茄 2 个，小葱 3 根，大蒜 3 瓣，干红辣椒 3 个，菜籽油适量，生抽 2 勺，盐适量，糖半勺。

做法：

①香豆腐冲洗一下切成小块。

②锅里放水烧开，放入香豆腐加一点盐焯水，捞出用凉水冲洗，控一下水备用。

③番茄去皮切成小块。

④葱、蒜和干红辣椒分别切碎备用。

⑤炒锅内倒适量的菜籽油烧热，放入葱、蒜和干红辣椒，炒香。

⑥放入番茄，加入半勺糖翻炒至出汁，再放入焯过水的香豆腐翻炒均匀。

⑦放生抽、盐调味。

⑧加入一小碗开水，大火烧开以后转小火炖10分钟。

⑨豆腐入味以后大火收汁，撒上葱花即可。

说明： 番茄和豆腐能保护心血管，豆腐含有大量优质蛋白、氨基酸、维生素等物质，有降低血脂、保护血管细胞、预防心血管疾病的作用，对改善皮肤状态也很有好处；番茄中富含的胡萝卜素、维生素等对心血管也有保护作用，且能预防前列腺癌，多吃番茄还具有抗衰老、滋养皮肤的作用。

凉拌木耳

原料： 黑木耳150 g，碎核桃50 g，红、绿辣椒、姜、蒜少许，盐、糖、醋、生抽、香油、红油各适量。

做法：

①黑木耳洗净撕小块，红、绿辣椒切丝，姜、蒜切末。

②黑木耳和辣椒丝焯水。

③核桃碎用小火炒香。

④碗中放入黑木耳、辣椒丝、核桃碎和姜末、蒜末，加入调味料拌匀。

说明： 黑木耳富含维生素K，有活血的功效，它能降低血液黏稠度，并能防止血小板聚集于血管壁，有助于防治动脉硬化、脑血管病和冠心病。

保护心血管的饮食原则

要想降低心血管疾病风险，保护心血管，首先就要在吃上下功夫，如果能做到以下 9 点，你就能远离心血管疾病。

①保持健康体重。

②多吃水果和蔬菜。

③经常吃全谷物食品，少吃精米细粮。

④吃适量的优质蛋白。

⑤用液态植物油替代热带植物油（棕榈油、椰子油、棕榈仁油）、动物脂肪和氢化脂肪。

⑥尽可能选择粗加工的食品，减少精加工食品摄入。

⑦尽量减少摄入含添加糖的食品。

⑧选择少盐或不添加盐的食物。

⑨尽可能少喝酒、不喝酒。

6.预防大肠癌的保健食谱7道

大肠癌是最常见的消化道恶性肿瘤，积极参加大肠癌筛查是早发现、早诊断、早治疗的关键。

日常生活中养成良好的饮食习惯，也是有效预防大肠癌的有效措施之一。

适合预防大肠癌的植物性食材

红薯、芹菜、红豆、绿豆、蘑菇、洋葱、豆类、大蒜、胡萝卜、大白菜、西蓝花、菜花、芥蓝、苹果、香蕉、奇亚籽等。

⊙ 7道预防大肠癌的保健食谱

素蒸油菜

原料：小油菜500 g，豆腐1块，冬菇、冬笋各30 g，小葱3根，黄豆芽汤100 g，香油、花生油、精盐、味精、水淀粉、葱、姜各适量。

做法：

①油菜洗净；葱洗净、切丝；冬菇洗净和冬笋、姜均切成末，备用。

②将豆腐压成泥，放入冬笋和冬菇末，加入盐、味精、料酒、香油拌匀。

③油菜和豆腐泥一起上笼蒸15分钟，取出放入盘中。

④在炒锅中倒入少许油烧热，放入姜末和葱丝炸一下捞出，倒入黄豆芽汤，加盐、味精，汤撇去浮沫，用水淀粉勾芡，淋上香油，浇在油菜上即可。

说明：油菜中含有大量的植物纤维素，能促进肠道蠕动，增加粪便的体积，缩短粪便在肠腔内停留的时间。故常吃油菜能治疗多种便秘，也有预防肠道肿瘤的功效。

河虾炒韭菜

原料：河虾300 g，韭菜300 g，姜丝适量，盐适量，酱油1勺，味精适量，胡椒粉适量，蒜瓣适量。

做法：

①韭菜洗净切段，河虾洗净沥干水分。

②锅里放油烧热，倒入河虾炸至表皮酥脆。

③锅内留底油，放入姜丝、蒜瓣爆香，先放入韭菜头炒出香味后倒入炸好的河虾与韭菜叶，加盐、味精、酱油、胡椒粉翻炒均匀即可。

说明：韭菜含有大量的维生素和粗纤维，能增进胃肠蠕动，治疗便秘，预防肠癌。韭菜所含的硫化合物还有一定杀菌消炎的作用，可抑制绿脓杆菌、志贺菌、伤寒沙门菌、大肠杆菌和金黄色葡萄球菌。韭菜含有丰富的膳食纤维，还能预防大肠癌，防止动脉硬化和冠心病。

蒜泥白肉

原料：猪臀肉 500 g，大蒜 50 g，酱油 50 g，红油 10 g，盐 2 g，冷汤 50 g，红糖 10 g，香料 3 g，味精 1 g。

做法：

①猪肉洗净，入汤锅煮熟，再用原汤浸泡至温热，捞出揿干水分，用刀切成长约 10 cm、宽约 5 cm 的薄片装盘。

②大蒜捶茸，加盐、冷汤调成稀糊状，成蒜泥。

③酱油加红糖、香料在小火上熬制成浓稠状，加味精即成复制酱油。

④将蒜泥、复制酱油、红油兑成味汁淋在肉片上即成。

说明：蒜泥白肉这道菜不仅能使生大蒜的功用得以发挥，而且大蒜中的蒜素与猪肉中的维生素 B_1 结合后，能将水溶性维生素变为脂溶性维生素，大大增加人体对这种维生素的吸收利用。经常食用大蒜，可使患肠癌的风险降低 30%。

和风玉米青花沙拉

原料: 甜玉米1根，绿色花椰菜1/4个，和风酱汁2大勺。

做法:

①甜玉米洗净，蒸煮熟透后，取粒备用。

②花椰菜洗净，撕成小朵，用沸水烫过以后，沥干水分，备用。

③将以上玉米粒和花椰菜放进盘里，淋上和风酱汁，拌匀即可食用。

说明: 玉米含有丰富的膳食纤维，可以清除肠道中的废物，此外，还含有 β - 隐黄素及阿魏酸，可以有效预防大肠癌。绿色花椰菜中含有的胡萝卜硫素大约是其他绿色蔬菜的50倍，可促进一些致癌物质或有害物质排出体外，有助于降低大肠癌的发生率。

南瓜饭

原料: 南瓜1个，米饭150 g，玉米10 g，青豆10 g，香菇20 g，火腿肠30 g，香油5 g，生抽10 g。

做法:

①香菇、火腿肠切成丁，备用。

②将香菇丁、火腿肠丁、青豆、玉米粒倒入米饭中，加入生抽、香油搅拌均匀。

③南瓜去掉盖子，掏空瓜瓤。

④将拌好的米饭倒入南瓜中，上锅蒸25～30分钟。

说明: 南瓜的胡萝卜素含量居瓜中之冠，其中的果胶可以提高米饭的黏度，使糖类吸收缓慢，因此，南瓜饭也非常适合糖尿病患者食用。另外，南瓜中的甘露醇有通便作用，可以减少粪便中毒素对人体的危害，防止大肠癌的发生。

裙带菜大酱汤

原料：嫩豆腐半盒，日式大酱1勺，葱花少许，裙带菜适量。

做法：

①将裙带菜用水泡开，备用。

②将半盒嫩豆腐切成小块。

③锅里加入清水大火烧开，转小火，然后盛出一点儿热水，把大酱化开。

④把化开的大酱倒入锅里，然后把豆腐丁和裙带菜一起放入锅里。汤煮沸时关火，撒入葱花。

说明：裙带菜和羊栖菜等海藻类食材含有大量藻朊酸食物纤维，其作用与谷类、蔬菜类的食物纤维不同，藻朊酸食物纤维有很强的吸附作用，能够清除多余脂肪和有毒物质，也是每天不可或缺的食材选择。

香菇粥

原料：香菇5 g，粳米50 g。

做法：

①将香菇用冷水泡发好，洗净，切碎。

②粳米淘洗干净。

③锅置火上，放入适量清水、香菇、粳米，同煮，先用大火烧沸后，改为小火煮至粥熟，即成。

说明：香菇、猴头菇及平菇等菇类食材中都含有一定的多糖成分，而多糖可以有效调节人体的抗癌系统，还能提高人体的免疫力，所以，多吃蘑菇也是预防大肠癌的一种方法。

预防大肠癌的饮食原则

• 适当多吃全谷类、豆类、水果和蔬菜等高纤维食物。

• 少吃通过烟熏、腌制、盐渍或加入化学防腐剂而保存的加工肉类。

• 每人每周食用红肉不超过 500 g，注意烹饪方式不要选择烤或炸。

• 每天喝水要充足，单日的饮水量不少于 1500 mL。除了喝水，想喝其他饮品的话，可以选择牛奶。

• 健康的成年男性注意少喝酒，能有效降低与酒精相关的健康风险，尤其是大肠癌。

7.预防乳腺癌的保健食谱6道

一项国际研究资料表明，乳腺癌死亡率与平均脂肪摄入量呈正比关系。国内调查也证实，近年来有些城市的乳腺癌发病率上升，与城市居民的营养状况改善，饮食摄入脂肪增加等因素有关。乳腺癌的发生与卵巢、垂体等内分泌腺所分泌的激素有关，但内分泌的功能受饮食影响，故激素与乳腺癌之间的关系可能是通过饮食而起作用的，且有研究显示，饮食中的微量元素与乳腺癌的发生也有密切关系。所以，女性朋友要预防乳腺癌，调整好饮食、保持良好的饮食习惯尤为重要。

适合预防乳腺癌的植物性食材

西蓝花、菜花、卷心菜、竹笋、大蒜、洋葱、番茄、菠菜、冬瓜、紫茄子、猕猴桃、大枣、柑橘、梨、苹果、平菇、香菇、鸡腿菇、猴头菇、灵芝、海带、紫菜、海藻等。

⊙ 6道预防乳腺癌的保健食谱

紫甘蓝拌海蜇丝

原料: 海蜇丝250 g，紫甘蓝50 g，黄瓜50 g，白芝麻、盐、生抽、醋、大蒜、花椒、辣椒油、油适量。

做法:

①将紫甘蓝切细丝，黄瓜切丝，越细越好，大蒜切末备用。

②紫甘蓝丝撒上盐，腌制40分钟左右。

③海蜇反复清洗后用清水浸泡4小时。

④腌制好的紫甘蓝去除多余水分，连同黄瓜丝、海蜇丝放到大碗里，加入盐、生抽、醋、辣椒油，最上面放上蒜末。

⑤炒锅放底油小火炸香花椒，将热花椒油泼在蒜末上，撒少许白芝麻搅拌均匀即可。

说明: 紫甘蓝富含与抗癌作用密切相关的黄酮类化合物花青素。此外，紫甘蓝还富含吲哚 -3- 甲醇、硫代葡萄糖苷转化成的异硫氰酸酯，对乳腺癌有积极的预防作用。

蟹黄豆腐

原料: 内酯豆腐1盒，咸鸭蛋黄2个，玉米淀粉、油、葱花适量，盐、鸡精少许。

做法：

①将鸭蛋黄放入微波炉高火 50 秒加热，用勺子压碎；内酯豆腐切块。

②锅中倒油，油热后倒入蛋黄碎，小火煸炒一会儿，倒入适量清水。

③水开后放入豆腐，用锅铲轻推豆腐，盖上盖子中小火焖 2 分钟。

④汤汁收差不多时放入盐和鸡精，最后用水淀粉勾芡，撒点葱花即可。

说明： 常吃豆腐能够起到预防乳腺癌的效果，因为豆腐中所含有的蛋白质及大豆异黄酮等成分，可以预防乳腺疾病。另外，平日里多吃一些水果，避免生气，以及吃一些鸡蛋都能够起到预防乳腺癌的作用。

西芹炒黄豆

原料： 西芹半棵，黄豆 50 g，盐 2 g，鸡精 1 g。

做法：

①黄豆用水泡一夜，再放到锅里煮上 10 分钟，加点盐再煮 10 分钟取出备用。

②西芹洗净切成小块备用。

③锅加热放少许油，再下西芹翻炒片刻。

④加入黄豆继续翻炒至西芹断生，加入盐、鸡精调味后即可出锅。

说明： 豆类食品中含有一种天然的植物雌激素大豆异黄酮，它可以抵抗人体分泌过多的雌激素，从而间接地预防乳腺癌。对于体内雌激素较少的女性朋友来说，这种植物雌激素就像是发挥了人体自身分泌的雌激素功能一样，可以减轻身体的不适感。

桂圆红枣银耳汤

原料：银耳30 g，桂圆肉25 g，红枣6个，冰糖100 g。

做法：

①银耳提前用水泡发，大概泡15～20分钟。

②红枣用清水冲洗干净，沥干水分，去核分成两瓣。

③泡发的银耳洗净，去掉蒂部，撕成小朵。

④将银耳、红枣、桂圆肉和清水、冰糖倒入电饭煲中。

⑤选择煲汤功能，2小时后即可出锅。

说明：银耳、黑木耳、香菇、猴头菇、茯苓等是天然的生物反应调节剂，能提高人体免疫力，有较强的防癌作用，对女性朋友预防乳腺癌很有帮助。

栗子山楂枸杞黑米糊

原料：栗子6个，山楂2个，枸杞子20粒，黑米90 g，糯米30 g，去核大枣3枚，清水1000 mL。

做法：

①大枣去核；山楂去核、去蒂。

②所有的原料清洗干净后，放入豆浆机中，清水加到1100 mL水位线。

③启动"营养米糊"程序，按照豆浆机设定的时间即可。

说明： 栗子含有大量叶酸，也含有很多蛋白质、脂肪、B 族维生素等其他营养物质。女性朋友每天吃一点栗子，可以更好地保护乳房，防止乳腺增生出现。山楂具有活血化瘀、化滞消积的功效，可以抑制癌细胞生长，同时富含维生素 C，能预防消化道和女性内分泌系统癌症，如胃癌、乳腺癌。

海带结大骨汤

原料： 猪前腿骨 2 根，海带结 600 g，生姜适量，草果 1 个，盐、味精适量。

做法：

①大骨头清水冲洗几遍，冷水下锅，水开后再煮 10 分钟以上。骨头较大，多煮一会儿煮出血水。

②捞出大骨头用温水洗净，沥干水分。

③大骨头放入砂锅中，一次性加足水，加入生姜 3 片，草果 1 个，大火煮开后改最小火煲 1.5 小时。

④中间处理一下海带结，将海带结打开，用流动的水冲洗几遍，再重新打好结。

⑤骨头汤煲 1.5 小时后，加入海带，继续煲半小时以上。

⑥煲至海带滑烂，调入适量的盐和味精即可。

说明： 海带里面有碘及其他营养成分，能纠正内分泌紊乱，起到预防乳腺癌的作用，而且乳腺癌术后吃海带，可以防止乳腺癌复发。

预防乳腺癌的饮食原则

首先是膳食均衡。不同食物含有不同种类和数量的营养素，所以食物品种要多样化，早、午、晚餐搭配着来，也可以经常调换，保证营养充分即可。

其次是要适当吃些具有防癌抗癌作用的食物。流行病学调查表明，多吃大豆制品可以降低患乳腺癌的危险性。大豆制品含有丰富的优质蛋白、不饱和脂肪酸、无机盐等。若每天摄入大豆制品占总食物量的2%～4%，就有防癌作用。此外，还应该多吃新鲜蔬菜、水果。不同蔬菜、水果的营养成分和含量不完全相同，轮流食用会更好。

不吃或少吃具有致癌或诱癌作用的食物。比如盐腌、烟熏、油煎和火烤食物制品，因为加工过程中会产生某些具有致癌作用的物质。

8.预防胃癌的保健食谱6道

胃癌是发生在胃上皮组织的恶性肿瘤，占胃恶性肿瘤的95%。在我国其发病率、死亡率均居各类肿瘤的首位，男性患者远多于女性，男女比例约为3：1。任何年龄均可发生，发病年龄高峰为50～60岁。

所以对于胃癌，大家千万不要掉以轻心，要充分了解胃癌的发病原因，充分认识预防胃癌的重要性，采取行之有效的预防措施，尤其是从饮食入手，及时调整饮食习惯，防止胃癌缠上身。

适合预防胃癌的植物性食材

大蒜、生姜、茄子、甘蓝、蘑菇、番茄、洋葱、花椰菜、人参果、绿茶、牛奶、胡萝卜、葡萄柚、金橘、柠檬、白芸豆、卷心菜、土豆等。

⊙ 6道预防胃癌的保健食谱

虾皮蛋羹

原料：虾皮 20 g，鸡蛋 1 个。

做法：

①择去虾皮杂质，冲洗一下。

②鸡蛋磕入碗内，搅打成泡，然后放入虾皮搅拌均匀。

③将鸡蛋液碗放入蒸锅中蒸熟，取出。

说明：虾皮味道鲜美，营养丰富，其钙的含量为各种动植物食品之冠，特别适宜老年人和儿童食用。另外，虾皮还含微量元素硒，能预防癌症。

丁香茶

原料：丁香茶叶 3～5 g，100 ℃沸水。

做法：

①先将丁香茶叶放入杯中，注入沸水后轻摇几下立即将水倒掉。

②洗茶后再注入沸水泡制 5 分钟左右，即可饮用。

说明：研究表明，丁香茶叶特有的丁香油和丁香酚，能有效抑制幽门螺杆菌的活性，从而达到抑制幽门螺杆菌的效果，所以喝丁香茶也有预防胃炎和胃癌的作用。

香蕉奶香麦片粥

原料：香蕉 1 根，牛奶 1 袋，清水 500 mL，麦片 100 g，葡

萄干适量。

做法：

①锅内放水，大火煮开。

②倒入燕麦片，用小勺撇去浮沫，继续煮约 20 分钟，煮至麦片软烂。

③当燕麦片煮至浓稠时，转小火加入 1 袋牛奶。

④香蕉去皮切成小丁放入锅中，将葡萄干用清水洗净后也放入锅中，转中小火继续煮沸即可关火。

说明： 香蕉中含有一种能预防胃溃疡的化学物质 5- 羟色胺，它可以舒缓胃酸对胃黏膜的刺激，促进黏膜细胞的生长繁殖，从而修复胃的各种溃疡损伤。因此，适量吃香蕉可以预防胃溃疡，从而降低胃癌风险。

甜椒番茄洋葱意大利面

原料： 黄、红甜椒各 20 g，洋葱 20 g，番茄 1 个，瘦绞肉 50 g，意大利面 1/3 包，盐、芝士粉少许。

做法：

①甜椒、洋葱、番茄洗净后切丁，沥干水分备用。

②意大利面煮好后沥干水分备用。

③起油锅，放入洋葱炒香，再加入瘦绞肉拌炒至熟，然后放入番茄、甜椒丁、盐、芝士粉拌炒。

④最后加入适量的面条，拌匀即可食用。

说明： 甜椒中所含的对香豆酸能够结合硝酸盐，让硝酸盐没有机会变成致癌性极强的亚硝胺，故可阻止胃癌的发生。番茄也含有很多防癌的植化素，可以加强防胃癌效果。

干贝白菜滑蛋

原料： 干贝 15 g，鸡蛋 1 个，大白菜 7 片，盐 1/4 小勺，胡椒粉适量，葱花少许。

做法：

①干贝洗净用温水浸泡至软，留几颗整粒，其余撕碎，浸泡水留用。

②白菜洗净切丝；鸡蛋打散，备用。

③锅烧热，抹少许油润锅。

④倒入白菜丝，加入干贝水，放入干贝丝，混合均匀。

⑤加盐拌匀，表面放上干贝粒。

⑥盖上盖子，小火焖至白菜丝变软，揭盖，将蛋液均匀浇在白菜丝上。

⑦继续小火焖至蛋液凝固，撒胡椒粉、葱花即可。

说明： 干贝中含有一种糖蛋白，具有破坏癌细胞生长的作用。它还能提高人体的免疫力，提高巨噬细胞的活性，及时清除体内发生癌变的细胞，预防胃癌的发生。白菜中含有很多微量元素钼，可以抑制亚硝酸盐的形成，具有一定预防胃癌的作用。

冬瓜炖排骨

原料： 排骨 200 g，冬瓜 180 g，紫洋葱 40 g，干姜片 4 片，花椒粒 8 粒，八角 1 个，桂皮 1 段，香叶 3 片，生抽 4 g，老抽 4 g，醋 3 g，白糖 1 g，食用油 3 g，盐 2 g，料酒 4 g。

做法：

①冬瓜去皮切块；紫洋葱切碎，备用。

②开火，锅内加适量水，排骨凉水下锅，煮沸，捞出血沫及脏东西，排骨捞出后用温水冲洗干净。

③锅内倒入油，加入排骨，煸炒至排骨两面金黄色时，加入老抽调色，翻匀，加入料酒，翻炒。

④加入紫洋葱碎，炒出香味。

⑤加入桂皮、花椒粒、香叶、干姜片、八角，继续翻炒。

⑥待炒出香味时，加入开水，没过排骨3～4 cm，加生抽、醋、料酒，大火烧开，然后小火慢炖。

⑦炖至排骨软烂时，加入冬瓜，大火炖制。冬瓜九成熟时，加入盐及白糖调味炒熟即可。

说明： 冬瓜含有大量的维生素 B_1 和硒，这两种元素可以防癌抗癌。此外，冬瓜富含粗纤维，能刺激肠胃蠕动，把堆积在人体内的有害致癌物质排出体外。

预防胃癌的饮食原则

远离胃癌最重要的是从预防做起，注意改变日常生活方式，加强预防措施。

第一，要管住嘴，防止"癌从口入"，少吃盐，不吃腌菜、熏烤和油炸食物。

第二，不吃霉变的食物。日常生活中常常会遇到发霉变质的食品，霉变是由污染霉菌所引起，霉菌中有些是产毒真菌，是很强的致癌物质。

第三，要养成良好的饮食习惯，定时定量进餐，避免饥一顿、饱一顿；吃饭细嚼慢咽，切忌暴饮暴食，注意节制，睡前不饱餐。

第四，多吃新鲜蔬菜和水果。新鲜果蔬富含人体必需的维生素C、维生素E和β-胡萝卜素，能阻断强致癌物的合成，抑制其活化，促进代谢，并刺激体内抗肿瘤免疫系统，具有抗癌作用。

第五，保持饮用水的卫生。因为被污染的水源中含多种致癌的金属离子，所以一定要用纯净饮用水。

9.防治贫血的保健食谱6道

人体对铁的需求量并不是很大，因此调理饮食能够很好地防治缺铁性贫血，对巨幼细胞贫血也能起到一定的预防作用。所以，想要不贫血，食补是最佳的选择。

适合防治贫血的植物性食材

菠菜、发菜、茄子、海带、番茄、山楂、猕猴桃、生菜、柠檬、大枣、紫葡萄干、南瓜、萝卜干、龙眼、桑葚、樱桃。

⊙ **6道预防贫血的保健食谱**

牛奶大枣粥

原料： 大枣50g，大米100g，去皮绿豆50g，牛奶1000mL，白糖适量。

做法：

①将大米、去皮绿豆、大枣用清水洗净，再将大枣切成粒。

②取瓦煲 1 个，加入牛奶，烧开后加入大米、去皮绿豆，用小火煲约 30 分钟。

③加入大枣，调入白糖，继续煲 12 分钟即可。

说明： 经常吃红枣可以预防贫血，因为红枣中铁的含量非常高，对于缺铁性贫血有很好的防治作用。

菠菜猪肝汤

原料： 鲜猪肝 100 g，鲜菠菜 200 g，油 15 mL，盐少许。

做法：

①将菠菜清洗干净，沥干水后切碎备用。

②把猪肝清洗干净，切成小薄片后用油、盐拌匀备用。

③在锅中放入适量的清水，水烧开后放入菠菜及猪肝，等到猪肝煮熟后即可食用。

说明： 猪肝富含铁，还是人体很容易吸收的血红素铁；菠菜除了富含铁元素外，维生素 C 含量也很高，能更好地促进猪肝和其本身的铁被吸收，有效防治贫血。

芝麻首乌糊

原料： 熟首乌 30 g，黑芝麻糊 100 g，红砂糖 30 g，湿淀粉适量。

做法：

①熟首乌搅烂，用温水浸泡，黑芝麻糊兑入清水和匀。

②锅洗干净，注入兑好的黑芝麻糊、熟首乌，用小火慢慢烧开。

③调入红砂糖，继续用大火煮约 3 分钟，下湿淀粉推匀，盛出即可食用。

说明： 黑芝麻具有补铁作用。因为在黑芝麻中铁含量非常丰富，因此经常吃黑芝麻能够改善缺铁性贫血，并能够补血益气，非常适合贫血的人经常食用。

韭菜炒鸡蛋

原料： 韭菜 200 g，鸡蛋 200 g，盐 3 g，植物油 20 g。

做法：

①韭菜择洗干净，控干水分后切成 3 cm 长的段；将鸡蛋打入碗内搅匀待用。

②将炒锅烧热，加油烧至五六成热，倒入蛋清，炒成小团块时倒出。

③锅内倒油烧热后，加入韭菜，用旺火速炒、放盐，快熟时倒入鸡蛋，颠翻两下，即可出锅装盘。

说明： 韭菜中含有维生素 C，以及其他多种营养素，膳食纤维含量也高，能够促进肠道蠕动，预防便秘，其中的维生素 C 可以促进食物中铁的吸收，有利于改善贫血。

黑枣桂圆糖水

原料： 黑枣 20 g，桂圆肉 10 g，红糖 25 g，500 mL 清水。

做法：

①将黑枣、桂圆肉洗净放入锅中。

②加清水，再加入红糖调匀。

③煮熟或隔水炖 40 分钟即可。

说明： 黑枣中含有大量的营养元素，常吃可以帮助养出好气色，令身体内的气血充足。桂圆营养极其丰富，是滋补身体、补充气血的好选择。如果气血不足，还可以多吃桂圆，除了直接剥壳吃，还可以将桂圆放入粥里或煮汤时放一些吃。

椒油炝藕片

原料： 莲藕500 g，姜10 g，盐3 g，花椒油20 g，醋10 g，味精3 g。

做法：

①姜洗干净去皮切成末。

②鲜藕洗净削去黑皮，切成薄片，放入凉水内稍洗。

③锅中放适量清水，烧开后倒进莲藕焯熟，再捞进凉水里，待晾凉后沥干。

④藕片加精盐、醋、味精拌匀盛入盘内，放上姜末。

⑤最后用花椒油炝在藕片上即可。

说明： 莲藕含铁量高，所以对缺铁性贫血的患者特别适合；莲藕中的植物蛋白质、维生素及淀粉含量也很丰富，有明显的补益气血、提高人体免疫力的作用。

贫血保健的饮食原则

患了贫血，首先应查清造成贫血的原因和原发疾病，然后对症施治。而与营养不良、饮食失调关系密切的贫血，最重要的就是要调整贫血患者的饮食，给患者补充含有造血原料的蛋白质、铁、铜、叶酸、维生素 B_{12} 等较丰富的食品。

- 含优质蛋白较多的食品有乳类、禽蛋、鱼类、瘦肉、豆制品等。
- 含铁丰富的食物有动物的肝脏、心、肾和红糖等。
- 常吃绿叶蔬菜和水果，如菠菜、芹菜、油菜、番茄、黑木耳与桃子、杏、橘子、大枣等。这些蔬菜、水果含有丰富的铁、铜、叶酸、维生素B_{12}与微量元素等。
- 必要时还可口服西药铁剂和叶酸。

10.改善气喘的保健食谱5道

气喘是一种常见的慢性气道炎症，严重影响患者的生活质量。《欧洲呼吸学杂志》曾刊载的一项研究表明，坚持健康饮食有助于预防气喘，以及改善和缓解症状，更好地控制病情。在这项研究中，健康饮食指的是大量食用水果、蔬菜和全谷物等。不健康饮食指的是大量食用肉类，以及高盐、高糖等。

适合改善气喘的植物性食材

白萝卜、银耳、梨、莲藕、菠菜、高丽菜、橙子、胡萝卜、苹果、木耳、蘑菇、白果、冬瓜、海带、白菜等。

⊙ 5道改善气喘的保健食谱

雪梨蜜粥

原料： 雪梨2个，糯米150 g，蜂蜜100 g，冰糖30 g。

做法：

①雪梨洗净，连皮切碎。

②与糯米一起入锅，加适量水煮粥。

③粥熟后，加入蜂蜜、冰糖搅匀即可。

说明：雪梨中含有胡萝卜素、维生素及苹果酸，多吃有益于改善气喘。蜂蜜可以起到润肺、化痰、止咳的作用，同时还可以补充人体内的微量元素和能量，对于提高人体的免疫力很有帮助。

养生果蔬汁

原料：菠菜2棵，高丽菜1/4个，带皮橙子1个，胡萝卜、苹果各适量，蜂蜜或冰糖水适量。

做法：

①菠菜和高丽菜先焯水，沥干水分。

②切碎菠菜和高丽菜。

③将橙子、胡萝卜、苹果各切成小块。

④将切碎的菠菜和高丽菜放进料理机，然后根据自己的口感需要添加橙子、胡萝卜、苹果、蜂蜜或冰糖水。

说明：菠菜富含维生素 B_1，可改善缺铁性贫血等，对气喘、荨麻疹也有防治作用。蜂蜜最好选用纯天然洋槐蜜，可以保持毛细血管正常的弹性，起到舒张血管、降低血压、改善血液循环、防止血管硬化的功效。

花生鸭肉汤

原料：老鸭500g，花生150g，盐2g，生姜15g，茶籽油10g。

做法：

①鸭肉切块；生姜切片；花生泡软，备用。

②茶籽油烧热，放进姜片炒香。

③放鸭肉和盐，翻炒片刻，盛进有花生米的碗里。

④隔水蒸，高压锅炖半小时即可出锅。

说明： 鸭肉是进补佳品，它的营养价值其实和鸡肉相像，富含 B 族维生素、维生素 E 和不饱和脂肪酸等营养物质，易于被人体吸收，可以缓解气喘症状，同时对我们的心脏有好处。

洋葱碎肉焖甜椒

原料： 碎肉末 50 g，洋葱 1/2 个，红、黄甜椒各 1 个，橄榄油、盐各少许。

做法：

①将甜椒、洋葱洗干净，切成条状备用。

②橄榄油烧热，放入洋葱拌炒数下后，再加入碎肉末。

③最后加入甜椒条及少许水拌炒。

④等甜椒半软后加些许盐，翻炒几下即可。

说明： 洋葱中的木犀草素和槲皮素都能抑制引起过敏反应的组织胺分泌，因此，有气喘的人可以试着多吃一些洋葱，以改善不适的症状。需要注意的是，在这道菜中，碎肉只是起到搭配的作用，无须放太多量。

芥菜香鸡汤

原料： 芥菜 350 g，鸡 1/2 只，米酒两大勺，老姜 4 片，盐少许。

做法：

①将鸡洗干净，切块，汆烫后捞起备用。

②芥菜洗净，切块备用。

③将鸡块、老姜和米酒放入锅内，加水将鸡块没过，电锅炖煮20分钟。

④放入芥菜继续炖煮约15分钟，加入少许盐调味即可。

说明：芥菜含有大量抗坏血酸和丰富的维生素及矿物质，常被用来止咳化痰、辅助治疗气喘，能有效抑制细菌毒素的毒性，预防疾病的发生。

改善气喘的饮食原则

•饮食宜清淡，不宜过饱、咸、甜，避免生冷、酒、辛辣等刺激性食物。

•过敏体质者应少吃异性蛋白食物。一旦发现某种食物确实可以诱发气喘，应避免进食。

•饮食应确保各种营养物质的充足和平衡，特别是应增加抗氧化营养物质，如β-胡萝卜素、维生素C、维生素E、微量元素硒等。

•经常吃食用菌可以调节免疫功能，如蘑菇含有蘑菇多糖，可以提高人体免疫力，减少气喘的发作。

11.改善便秘的保健食谱7道

便秘是一种常见的病症，主要表现为排便次数减少（每周排便次数少

于3次）、粪便干硬、排便困难（包括排便费力、排便不尽感、排便费时、
须手法辅助排便等）。

便秘的原因多种多样，比如各种原因导致的肠蠕动减慢、肠黏膜黏液
分泌减少等等，最重要的，也是最容易入手的还是饮食调整。先调整好饮
食，在此基础上增加运动、养成良好的排便习惯、治疗原发病等才会起到
事半功倍的效果。

适合改善便秘的植物性食材

糙米、燕麦、小米、玉米、红豆、绿豆、菠菜、包心菜、苋菜、茼
蒿、白萝卜、地瓜、香蕉、黑芝麻、梨、芋头、魔芋、海藻等等。

⊙ 7道改善便秘的保健食谱

清炒茼蒿

原料： 茼蒿400 g，植物油40 g，盐2 g，白糖5 g，味精
1 g，香油5 g。

做法：

①茼蒿洗净，控干水分备用。

②放入热油锅中大火煸炒，颜色变成深绿色之后，加入盐、
白糖、味精，炒匀后淋上香油就可以出锅了。

说明： 茼蒿中丰富的膳食纤维有助于促进肠道蠕动，帮助人体及时排出
有害毒素，达到通腑利肠、预防便秘的目的。

无花果粥

原料： 粳米60g，成熟无花果30g，白糖15g，水适量。

做法：

①将无花果洗净；粳米淘净。

②将无花果和粳米一并放入锅中，加水适量，置武火上烧沸。

③再用小火熬煮成粥，放入白糖拌匀即成。

说明： 无花果含有苹果酸、柠檬酸、脂肪酶、蛋白酶、水解酶等，有助于人体消化食物，促进食欲。此外，还含有多种脂类物质，有润肠通便的效果。

姜汁菠菜

原料： 菠菜250g，姜25g，盐、鸡精、花椒油、蒜末、生抽、醋、芝麻油适量。

做法：

①菠菜洗净，切成三段；姜磨成姜蓉备用。

②锅中水烧开，放入菠菜焯水。

③焯好的菠菜捞出过凉水，再挤出菠菜中水分，放入容器中。

④依次加入盐、鸡精、花椒油、姜蓉、蒜末、生抽、醋、芝麻油拌匀即可。

说明： 菠菜中含有丰富的植物粗纤维，它能够起到促进肠道蠕动的作用，对于排便非常有利，所以菠菜也能够起到防治便秘的作用。

松子豆腐

原料： 豆腐400g，松子45g，花生油40g，大葱、高汤、生抽、盐、糖适量。

做法：

①豆腐洗净，切成 1 cm 厚、3 cm 长的块，放入滚水中烫 1 分钟后捞出沥干。

②平底锅中放油，大火烧至六成热，放入豆腐块，煎至双面金黄，放盘。

③锅中再放油，小火烧至六成热，将松子放入，炒 1 分钟后捞出，备用。

④锅中留少许油，七成热时撒入大葱爆香，将煎好的豆腐倒回锅中，然后添加高汤、生抽、盐和糖，用中火慢慢将汤汁略收干。

⑤出锅后码在盘中，撒上松子，将锅中的汤汁淋上即可。

说明： 松子富含亚油酸、亚麻油酸等不饱和脂肪酸，以及磷、锰等矿物质，是健脑佳品；且能润肠通便、缓泻而不伤正气，对老人体虚便秘、小儿津亏便秘有食疗之效。

马兰头春笋鸭蛋饼

原料： 马兰头 250 g，春笋 3 小根，鸭蛋 4 个，色拉油 20 g，食盐适量。

做法：

①择净洗净的马兰头、春笋，焯水烫软后捞出沥干水分；焯水后的春笋和马兰头切成末备用。

②鸭蛋打成蛋液，倒入春笋末和马兰头末，加入适量细盐搅拌均匀。

③平底不粘锅烧热，倒入色拉油，油热后倒入马兰头蛋糊，铺匀，大火烘半分钟，再转小火，烘1分钟左右。

④蛋饼表面基本凝结后，翻面继续烘，先大火半分钟，再小火1分钟，出锅，切块，装盘即可。

说明： 马兰头对大肠杆菌、志贺菌和伤寒沙门菌均有明显的抑制作用；对金黄色葡萄球菌也有强力的抑制作用，有"天然抗生素"的美称。春笋清淡鲜嫩，含丰富的膳食纤维，可以帮助消化和防止便秘；鸭蛋则能刺激胃肠道蠕动，促进消化，也是滋阴养血、润肺美肤的佳品。

蒜炒洋葱四季豆

原料： 四季豆50 g，洋葱半个，大蒜3瓣，橄榄油、盐少许。

做法：

①四季豆洗净后切除头尾，切断备用。

②洋葱洗净后剥皮切丝备用。

③热锅后，放入少许橄榄油，再放入大蒜、四季豆及洋葱拌炒至熟。

④最后放入少许盐调味即可。

说明： 四季豆的豆荚含有丰富的膳食纤维，可以促进肠胃蠕动及排便，而洋葱中含有特殊的寡糖，能让肠道中的好菌大量繁殖，也能刺激胃肠蠕动，这是一道可以改善便秘症状的好食谱。

红薯粥

原料： 红薯300 g，小米100 g，白糖少许。

做法:

①红薯削皮,切小块,与小米一起放入锅中,加水煮粥。

②煮熟后放入适量白糖调味即可。

说明: 红薯中的膳食纤维含量非常丰富,适当吃一些红薯粥可以帮助刺激肠道蠕动,加速排便,所以对于便秘有很好的改善效果。

改善便秘的饮食原则

• 在日常饮食中增加富含膳食纤维的食物。膳食纤维的吸水性可增加粪便体积,减少粪便硬度,利于排便。另外,膳食纤维可被结肠细菌发酵产生短链脂肪酸和气体,可以刺激肠黏膜,有助于粪便排泄。

• 主食粗细搭配。主食中粗杂粮和薯类富含膳食纤维,日常饮食中可以把部分精米、白面换成糙米、燕麦、小米、玉米、红豆、绿豆等,使全谷物和杂豆类食物达到主食的 1/3。

• 蔬菜要足够。蔬菜每天 300 ~ 500 g,其中深绿色叶菜至少 200 g。另外,菇类、木耳、海带等菌藻类食物中的膳食纤维也很丰富,建议多吃。水果每天 1 个,200 ~ 350 g,尽量带皮吃,不要榨成果汁。

• 足量饮水。足量饮水可使肠道得到充足的水分,有利于软化粪便,促进大便排出。每天宜饮水 1500 ~ 1700 mL,首选白开水。要养成定时、主动饮水的好习惯,尤其是每天清晨喝一杯温开水或蜂蜜水,可刺激胃结肠反射,促进肠蠕动。

• 适当增加油脂的摄入。油脂有润肠通便的作用,饮食中可适当增加花生油、芝麻油、核桃、葵花子等的摄入。

• 少吃辛辣刺激的食物,如辣椒、胡椒、浓茶、浓咖啡等,同时忌烟酒。

12.预防胃溃疡的保健食谱5道

胃溃疡指的是人体胃黏膜发生溃疡，俗称消化性溃疡。胃溃疡患者通常情况下会表现出上腹部的疼痛病症，除了上腹部之外，胸骨、剑突部位，以及左上腹部位都有可能出现胀痛、隐痛等。

通常情况下，胃溃疡患者经常在饭后半小时到1小时出现疼痛病症，持续1~2小时，疼痛症状才可逐渐缓解，直到患者下次进食，然后再反复出现上述症状。

为了预防胃溃疡，在日常生活中应该注意调整饮食，确保胃部能够得到充分的养护，才能有助于身体健康。

适合预防胃溃疡的植物性食材

紫菜、莲藕、南瓜、甘蓝、红薯、大枣、香蕉、山药、姜、秋葵、卷心菜、木瓜、马兰、番茄、无花果等。

⊙ 5道预防胃溃疡的保健食谱

仙人掌炒牛肉

原料： 嫩牛肉100 g，仙人掌50 g，料酒、精盐、湿淀粉、葱花、植物油、姜末、生抽、红糖、味精适量。

做法：

①将鲜仙人掌洗净，除刺、剖片后切成丝，备用。

②将牛肉洗净，切片，加料酒、精盐、湿淀粉抓匀上浆，待用。

③炒锅置火，加植物油烧至六成热，加葱花、姜末煸炒炝锅，出香后将上浆的牛肉片入锅熘炒。

④待牛肉炒至九成熟时，加入仙人掌丝，大火翻炒，加生抽、红糖、味精拌均匀，用湿淀粉勾兑薄芡即成。

说明： 牛肉本身含有丰富的蛋白质，能提高机体抗病能力，有助于胃溃疡的恢复。牛肉与仙人掌搭配是完美组合，能益气血，补脾胃，还可防癌抗癌。

鲜藕粥

原料： 鲜藕适量，粳米 100 g，红糖少许。

做法：

①将鲜藕洗净，切成薄片；粳米淘净。

②将粳米、藕片、红糖放入锅内。

③加清水适量，用武火烧沸后，转用小火煮至米烂成粥。

说明： 鲜藕含鞣酸、天门冬酰胺、淀粉、维生素 C 等，有一定健脾止泻的作用，能增进食欲，促进消化，开胃健中，有益于食欲不振者恢复健康。其中淀粉可以促进胃黏膜修复，有助于胃溃疡的恢复。

栗子桂圆炖猪蹄

原料： 新鲜栗子 200 g，桂圆肉 100 g，猪蹄 2 只，盐 2 小匙，葱花、姜末适量。

做法：

①锅内注水烧开，加入栗子煮 6 分钟，然后盛出栗子，放着晾一会儿，之后剥掉栗子膜，洗干净控干水分。

②锅内重新放水烧开，猪蹄下锅焯水，然后捞出洗净。

③把弄好的栗子、猪蹄放入锅中，加入适量葱花、姜末，加水淹没食材，开大火煮开，然后小火慢炖1小时。

④去掉桂圆皮，放入锅内炖6分钟，放盐调味即可。

说明： 栗子属于碳水化合物含量较高的干果。中医认为，其具有益气补脾、健胃厚肠的作用。桂圆中含有一种可以驱除肠叶寄生虫及血吸虫的成分，有助于消除食欲不振、肢倦乏力等症。

番茄炒甘蓝

原料： 甘蓝50 g，番茄1个，大蒜3瓣，橄榄油、盐少许。

做法：

①甘蓝剥片洗净，切块备用；番茄洗净去蒂，切块备用。

②大蒜剥皮后切碎。

③热锅放入甘蓝翻炒，至叶片软化。

④加入番茄翻炒，最后加入少许橄榄油、盐调味即可。

说明： 甘蓝所含的多种维生素能加速肠胃道黏膜的修复与再生。另外，丰富的维生素K也有止血功能，有助于溃疡修复。

木瓜竹荪炖排骨

原料： 排骨4块，竹荪适量，木瓜半个，姜1片，开水、盐适量。

做法：

①排骨剁成小块，放入沸水煮5分钟，捞出洗净。

②竹荪切成小段，洗干净备用；木瓜去皮切成小块，备用。

③把备好的木瓜、竹荪、排骨，一起放到炖盅里，加适量开水和盐，隔水炖 1 小时。

说明： 木瓜中的酵素可以消化蛋白质，减轻胃部负担，所以吃木瓜有健胃消食的作用。这道木瓜竹荪炖排骨，可以更好地维护胃部健康，预防胃溃疡。

预防胃溃疡的饮食原则

• 养成良好的饮食习惯。选择易消化、热量充足且富含蛋白质及维生素的食物，比如牛奶、鸡蛋、瘦肉及新鲜的水果和蔬菜等。这些食物都可以提高免疫力，有利于修复机体的受伤组织，促进溃疡愈合。

• 平常生活中，避免食用过烫食物。用餐时，不管是茶水还是食物，都应放置一段时间，待放凉后再食用。切记食物的温度需低于 60 ℃。

• 保护胃黏膜，要知道，挑食、偏食、过度进食冷食、爱吃辛辣刺激类食物，这些不良的饮食习惯，对胃部健康是不利的，会扰乱胃部的消化能力。

13.缓解关节炎的保健食谱5道

常见的骨关节炎分为两种：退化性关节炎和类风湿关节炎。退化性关节炎是因为年老引起关节软骨的非炎症性退化，从而造成膝、肘和肩关节，以及脊柱关节容易受累而发病。这种关节炎跟年龄相关性很强，一般年龄越大，发病率越高。类风湿关节炎是一种自体免疫性疾病，表现为关节红、肿、热、痛、僵硬，有对称性，一般都先侵犯手、腕的小关节，通常女性朋友比较多见，男女比例约为 1∶3。

无论是退化性关节炎，还是类风湿关节炎，都会给生活带来诸多不便。中医有"药疗不如食疗"的说法，要缓解关节炎，除了药物、复建或手术治疗外，还可以通过饮食来调整。

适合缓解关节炎的植物性食材

苦瓜、苦菜、马齿苋、丝瓜、薏苡仁、豆腐、芹菜、山药、扁豆、冬瓜、生姜、蘑菇、西蓝花、猕猴桃、葡萄、蓝莓等。

⊙ 5道缓解关节炎的保健食谱

冬瓜薏苡仁汤

原料：冬瓜 500 g，薏苡仁 50 g，盐少许。

做法：

①将冬瓜洗净去籽，连皮切片。

②将冬瓜与薏苡仁放入锅内，加适量水。

③小火煮至冬瓜烂熟为度，食时酌加食盐调味。

说明：冬瓜具有利尿通便的作用，还可以止咳、降血压，得了膝关节炎之后适当地吃一些冬瓜也能消除体内的炎症。薏苡仁能清热解毒，利水消肿，可以祛湿气，减轻关节炎的症状。

青木瓜炖鸡

原料： 青木瓜 1 个，鸡半只，姜数片，开水 500 mL，盐、米酒少许。

做法：

①青木瓜洗净去皮后，切块备用。

②鸡肉洗净汆烫后备用。

③将青木瓜块、鸡肉、姜片及水一起放于电锅中炖煮，一直炖到熟烂。

④加少许盐、米酒调味即可。

说明： 木瓜富含维生素 C 及 β - 隐黄素，能够降低类风湿关节炎的发生。此外，青木瓜中含有丰富的木瓜酵素能抑制炎症反应，减少疼痛的程度。鸡肉中含有丰富的蛋白质，可以修复软骨。

紫甘蓝鸡蛋沙拉

原料： 紫甘蓝、鸡蛋、盐、糖、醋、生抽、黑胡椒粉、橄榄油适量。

做法：

①将鸡蛋洗净后放在箅格上，蒸约 8~10 分钟。

②紫甘蓝去老茎，将叶子放在淡盐水中泡一泡，洗净后切丝。

③煮好的鸡蛋过凉，去皮，切开，取出蛋黄。

④将蛋白切成小块，加入甘蓝丝中，加盐和糖调味，然后加醋、生抽、橄榄油、黑胡椒粉拌匀。

⑤将蛋黄碾碎，加入酸奶充分搅拌均匀。

⑥将拌好的甘蓝丝装入小碗，拌匀的酸奶装入裱花袋中。

⑦将蛋黄挤在甘蓝丝上，上桌即可。

说明： 甘蓝类蔬菜中的硫元素，可以减轻关节疼痛的病症，此外，紫甘蓝还可以防治由感冒引起的咽喉疼痛。所以，关节炎患者要经常吃紫甘蓝这类蔬菜。为了防止由感冒而引起的咽喉部炎症，在感冒多发的季节，也应该多吃一点紫甘蓝。

干煸苦瓜

原料： 苦瓜 500 g，猪肉末 100 g，豆豉 10 g，辣椒糊 25 g，酱油 20 g，精盐 1 g，白糖 10 g，花生油 30 g，葱末 10 g，姜末 5 g，清水少许。

做法：

①将苦瓜洗净，一破两半，去瓤，斜刀将苦瓜切成片，用精盐 0.5 g 腌一腌。豆豉洗净剁碎。

②锅上火烧热，放入苦瓜片煸炒。炒至苦瓜水分渐干，达六七成熟时倒出。

③锅烧热后放入花生油，下入肉末，将猪肉末炒散并无血色时，放入辣椒糊、豆豉，炒出香味并出红油时，再下葱末、姜末煸炒数下，下入苦瓜片、酱油、精盐 0.5 g、白糖、清水少许，煸炒数下即成。

说明： 苦瓜具有清热解毒的功效，可用于缓解局部发热、疼痛等，并且具有提高人体免疫力等药用和保健功能，也有一定的抗癌作用，患者可以放心食用。

虾酱大葱炒豆腐

原料： 豆腐 460 g，虾酱适量，大葱适量。

做法：

①豆腐切块入油锅煎至表面微黄盛出。

②锅中倒少许油放大葱段煸炒出香味。

③倒入适量虾酱，翻炒均匀。

④倒入煎制过的豆腐，翻炒均匀即可。

说明： 类风湿关节炎可能会导致骨质疏松，但是豆腐里面含有大量的钙质及植物雌激素，在一定程度上有利于防治骨质疏松。同时豆腐里面含有镁、铁、磷等微量元素，而且几乎含有人体必需的全部氨基酸，所以豆腐营养丰富，有利于提高机体的免疫力，从而有助于疾病的恢复。

缓解关节炎的饮食原则

•戒酒。酒精会损伤胃和肝脏，进而引起消化道疾病和酒精性肝炎。长时间大量饮酒还会增加我们肝脏的负担，服用抗风湿药物之后还容易引起肝功能异常。

•戒烟。类风湿关节炎患者要绝对戒烟，因为香烟能降低药物的疗效，妨碍控制病情。还会增加冠心病、动脉粥样硬化等心血管疾病的患病风险。

•少油少糖。尽量不食或者少食人造黄油、动物脂肪、奶酪、高糖食物、加工肉食、油炸食物及精制淀粉食物。高油、高糖食物会使体内的促炎性细胞因子攻击关节，加重关节炎症状。

•可多食用新鲜果蔬、坚果、全谷物食物及豆类食物。这些食物中含有 ω-3 脂肪酸，能降低类风湿关节患者出现心血管疾病的风险。

14.预防骨质疏松症的保健食谱6道

骨质疏松症是因骨量降低、骨小梁减少和骨皮质变薄而导致骨脆性增加，易发生骨折为特征的全身代谢性骨病。近年来，随着我国人口老龄化速度加快，该病的发病率也显著提高。在原发性骨质疏松症患者中，老年性和绝经后骨质疏松症患者占85%～90%。

骨骼强壮是维持人体健康的关键，骨质疏松症是一种与增龄相关的骨骼疾病，可发生于任何年龄段，因此，它的防治应贯穿人的一生。重视健康饮食习惯的培养，纠正不良饮食习惯，是预防骨质疏松的关键。

适合预防骨质疏松的植物性食材

樱桃、洋葱、黄豆、油菜、黑芝麻、海米、海带、发菜、韭菜、小白菜、花生、核桃、芝麻、薏苡仁、杏仁、山楂等。

⊙ 6道预防骨质疏松症的保健食谱

苹果洋葱焗通心面

原料： 洋葱50 g，苹果半个，瘦绞肉50 g，豌豆仁20 g，通心面适量，芝士2片，橄榄油、盐、番茄酱适量。

做法：

①洋葱洗净后，剥皮切丁备用。

②苹果洗净削皮切丁后，置于盐水中浸泡，备用。

③通心面煮熟后，捞起沥干水分备用。

④橄榄油适量，加入洋葱、碎肉、苹果、豌豆仁炒香，加入少许盐、番茄酱调味。

⑤将通心面倒入酱料中拌炒，盛于容器里。

⑥最后铺上芝士，放入烤箱中烤3～5分钟，即可食用。

说明： 苹果中富含根皮苷，能有效地抑制更年期女性钙质流失，而且还能增加骨质密度。洋葱中则含有胜肽类物质GPCS，通过抑制蚀骨细胞的活性，从而抑制骨质的流失。另外，芝士含有丰富的钙质，可防治骨质疏松。

茄虾饼

原料： 茄子250 g，虾皮50 g，面粉500 g，鸡蛋2个，黄酒、生姜、酱油、麻油、精盐、白糖、味精各适量。

做法：

①茄子切丝用盐渍15分钟后挤去水分，加入酒浸泡的虾皮，并加姜丝、酱油、白糖、麻油和味精，搅拌成馅。

②面粉加蛋液，水调成面浆。

③植物油六成热时，舀入一勺面浆，转锅摊成饼，中间放馅铺平，再盖上半勺面浆，两面煎黄。

说明： 茄子含有较丰富的蛋白质、维生素和多种矿物质，都是人体必需的营养物质，平时多吃茄子，不仅能够补充维生素，还可以使血液中的胆固醇水平维持稳定；同时适当吃茄子还能延缓人体骨骼衰老，只不过在吃茄子的时候注意尽量少放油，茄子有多孔性的特点，吸油性很强，这样才能增强骨骼健康。虾皮是日常生活中含钙量非常高的食物之一，两者合在一起食用，对骨质疏松一定有较好的预防效果。

木瓜羊肉汤

原料： 羊肉100 g，苹果5 g，豌豆300 g，木瓜1000 g，粳

米500 g，白糖、盐、味精、胡椒粉适量。

做法：

①将羊肉洗净，切成2 cm见方的块。

②粳米、苹果、豌豆淘洗干净；木瓜取汁待用。

③羊肉、苹果、豌豆、粳米、木瓜汁及清水适量放入锅中。

④用大火烧沸后，转用小火炖，至豌豆熟烂，肉熟，放入白糖、盐、味精、胡椒粉，拌匀即可。

说明： 木瓜富含维生素C，有助于机体对钙、铁的吸收，可以用来预防骨质疏松。不仅如此，木瓜汤还具有增强体质、健脾消食的功效。

桃酥豆泥

原料： 扁豆150 g，黑芝麻25 g，核桃仁5 g，白糖适量。

做法：

①扁豆入沸水煮30分钟后去外皮，再将豆仁蒸烂熟，去水捣成泥。

②炒香黑芝麻，研末待用。

③油热后将扁豆泥翻炒至水分将尽，再放入白糖炒匀，后放入芝麻、核桃仁炒匀即可。

说明： 扁豆中含有非常丰富的膳食纤维、维生素、蛋白质及铁。维生素有助于对钙的吸收。黑芝麻是补钙圣品，把黑芝麻炒熟，然后再磨成粉，每天饭前吃一小勺，干嚼，长期坚持，既可以补肾，也可以预防骨质疏松。

红糖芝麻糊

原料： 红糖25 g，黑、白芝麻各25 g，藕粉100 g。

做法：

①先将黑、白芝麻炒熟后，再加入藕粉。

②用沸水冲匀。

③放入红糖搅匀即可食用。

说明： 之所以说黑芝麻是补钙圣品，是因为每100 g黑芝麻中的钙含量接近800 mg，比同质量牛奶的钙含量还要高很多。而藕粉可以补铁、补钙，还可以补血，是不可多得的补钙食物。

猪血瘦肉豆腐汤

原料： 猪血250 g，猪瘦肉、豆腐、胡萝卜、山药各100 g，姜末、盐、味精、葱花适量。

做法：

①将猪瘦肉洗净、切丝、勾芡。

②猪血、豆腐切块；胡萝卜及山药切片。

③以上食材加清水适量煮沸后，放入姜末和食盐，等熟了以后放入味精、葱花还有猪油一起煮，煮熟即可。

说明： 豆腐中含有钙和大豆异黄醇，对于补虚劳有好处，还能提高人体免疫力，有效预防骨质疏松。

预防骨质疏松的饮食原则

总的来说，饮食结构要合理，保证足够的营养。主食以米、面、杂粮为主，做到品种多样化、粗细搭配；副食以适量蛋白质、低脂肪饮食为主，辅以富含钙和维生素的食物。

•补充足量的钙。钙是维持骨峰值及治疗骨质疏松的一个重要且特殊的营养元素，是整个生命期骨重建过程中骨质形成必需的元素。

•加强维生素D的供给。充足的维生素D可增加肠钙吸收、促进骨骼矿化、保持肌力、改善平衡能力并降低跌倒骨折的风险。

•供给充足的蛋白质。蛋白质是组成骨基质的原料，可增加钙的吸收和储存，对防止和延缓骨质疏松有利。

•多吃新鲜蔬菜、水果。新鲜蔬菜和水果含有丰富的维生素及铁、锌、磷等微量元素，有利于体内钙质的吸收和骨质的形成。

•戒烟限酒。因为吸烟会抑制钙的吸收，从而加快尿钙排出；酒精致骨质疏松的原因是多方面的，过量饮酒会促进骨量丢失，阻碍骨骼新陈代谢。

15.促进孩童骨骼生长的保健食谱5道

人体的身高一方面是由遗传基因决定；但另一方面是受后天生长环境的影响，包括饮食营养和锻炼。身体所需要的各种营养物和微量元素都是骨骼生长发育所必需的。保证充足的钙、锌等微量元素和适当的运动，可以很好地促进骨骼发育。所以平时可以多喝牛奶或者多摄入蛋白质，保持饮食合理，增加运动，促进骨骼生长，从而长高。

促进孩童骨骼生长的植物性食材

小油菜、小白菜、荠菜、豆腐、豆腐干、芝麻酱、花椰菜、菠菜、胡萝卜、甜薯、番茄、柚子、橙子、小麦胚芽、海藻、紫菜等。

⊙ 5道促进孩童骨骼生长的保健食谱

黄芪猪肝汤

原料： 黄芪30 g，五味子3 g，新鲜猪肝50 g，新鲜猪腿骨500 g，盐适量。

做法：

①将猪肝用清水洗净，切成片备用。

②猪腿骨用清水洗净并打碎。

③猪腿骨与黄芪、五味子一起放进砂锅内，加适量清水，先用大火煮沸后，改为小火煮1小时。

④滤去骨渣和药渣。将猪肝片放进已煮好的猪骨汤内煮熟，加盐调味，待放温后吃猪肝喝汤。

说明： 猪肝含有丰富的蛋白质、钙、磷及多种维生素。猪腿骨也含有钙、磷、镁、铁、钾等多种无机元素，配以黄芪、五味子，有利于蛋白质、钙、磷等成分的吸收，对小儿长骨的发育很有好处。

鸡肝蛋皮粥

原料： 新鲜鸡肝50 g，新鲜鸡蛋1个，大米100 g，香油、盐适量。

做法：

①用清水洗净大米，放入砂锅内，加适量清水煮成粥。

②将鸡肝洗净剁泥，用香油适量炒熟，备用。

③鸡蛋去壳打匀，放锅内加少许香油制成蛋皮，切碎。

④与熟鸡肝一起放进粥内，煮至粥稠，待温，加盐调味即可食用。

说明：鸡肝含有丰富的蛋白质、钙、磷及维生素 A。鸡蛋则含有孩童成长需要的卵蛋白和卵球蛋白，以及丰富的钙、磷等无机盐，是儿童的理想食品。

牡蛎肉汤

原料：新鲜牡蛎肉 100 g，生姜丝少许，盐、胡椒粉适量。

做法：

①将牡蛎肉用清水洗净，放入砂锅内。

②加入生姜丝，加适量清水，用中火煨成浓汤。

③加入适量盐、胡椒粉，待放温后饮汤吃肉。

说明：牡蛎肉含有丰富的蛋白质、糖类、脂类及钙、磷等无机盐和多种矿物质，是一味简单可行的助长高汤。

猪骨菠菜汤

原料：新鲜猪脊骨 250～500 g，菠菜 150～200 g，盐、胡椒粉适量。

做法：

①用清水洗净猪脊骨，砍碎，放入砂锅内。

②加适量清水，先用大火，后用小火煮 2 小时。

③将洗净的菠菜放入汤中，再煮 10 分钟。

④待温，加入盐、胡椒粉调味，饮汤吃菠菜。

说明：猪脊骨含有镁、钙、磷、铁等多种无机盐。菠菜中所含的酶能促进新陈代谢，有利于孩子的生长发育，是补充镁、铁、钙、磷等矿物质的较好食材。

焗烤番茄虾仁通心面

原料： 番茄1个，虾仁50 g，豌豆仁20 g，通心面适量，芝士片2片，橄榄油、盐、番茄酱适量。

做法：

①将番茄洗净去蒂，剥皮切丁，备用。

②虾仁去沙洗净，备用。

③通心面煮熟后捞起沥干水分，备用。

④橄榄油烧热，放入番茄、虾仁、豌豆仁炒香，加入少许盐、番茄酱调味。

⑤将通心面倒入酱料中拌炒，盛于容器中。

⑥最后铺上芝士片，在烤箱中烤3～5分钟即可。

说明： 番茄中含有丰富的维生素 K，能刺激成骨细胞活性，促进骨钙质堆积，配上虾仁和奶酪中的钙质，便是一道美味且能帮助骨骼生长的佳肴。

促进孩童骨骼生长的饮食原则

•合理饮食，荤素搭配均匀。要保证机体的正常运行和生长发育，人体所需的七大营养素——蛋白质、脂肪、碳水化合物、维生素、水、膳食纤维和矿物质，缺一不可。

•铁、锌、铜不可少，是儿童生长发育过程中所需的基础金属元素。食品中含铁丰富的食物有动物肝脏及牛肉、羊肉、蛋黄、鱼、红小豆、菠菜；含锌丰富的食物有牡蛎、动物肝脏；含铜丰富的食物有猪肝、猪血、虾、蟹、贝类。平时要注意对这些微量元素的补充。

•请注意食疗只是一种辅助方法，要想孩子长高，还应该配合足够的睡眠，适当的运动，多种方法共同配合，才能更好地帮助孩子长高。

16.对前列腺有益的保健食谱5道

慢性前列腺炎和前列腺增生都是泌尿外科常见的男性慢性疾病。慢性疾病的控制不仅依赖于药物治疗，饮食的调理也必不可少。而日常饮食和生活方式的调整也与前列腺患者的病程休戚相关，占有不可取代的重要地位。

其实，这两种慢性前列腺疾病都不可怕，只要在药物治疗的同时，积极地管理日常饮食和生活方式，就可以有效地控制其发展。

对前列腺有益的植物性食材

番茄、胡萝卜、石榴、西蓝花、苹果、樱桃、黑木耳、绿豆、韭菜、紫菜、瓜子、卷心菜、冬瓜等。

⊙ 5道对前列腺有益的保健食谱

冬瓜竹叶汤

原料：冬瓜200g，竹叶10g，盐适量。

做法：

①冬瓜洗净去皮切块，备用。

②将切好的冬瓜和竹叶放进锅中，倒入适量清水，大火煮沸。

③加入盐调味即可。

说明： 冬瓜有利尿消炎的功能，男性朋友多吃冬瓜，可以多排尿，将体内的毒素排出体外，从而减少炎症的发生，也能达到消肿的作用，可以有效降低前列腺疾病的风险。

咖喱花椰菜

原料： 花椰菜 250 g，胡萝卜 1/3 根，咖喱 1 块，高汤少许。

做法：

①将花椰菜切成小朵，沸水汆烫软化后备用。

②胡萝卜洗净去皮，切成小块，沸水汆烫后备用。

③锅中放入 1 碗水及少许高汤，等水滚后放入咖喱煮至溶化。

④最后将咖喱酱淋在花椰菜上，用胡萝卜块配色即可。

说明： 首先，花椰菜富含维生素和矿物质，还富含微量元素和胡萝卜素。其次，花椰菜中的萝卜硫素也有抗癌作用，能有效地缓解前列腺炎的症状和提高抗前列腺癌的能力。

蓝莓山药

原料： 铁棍山药 3 根，淡奶油、蓝莓酱、热水、冰糖粉、盐适量。

做法：

①山药去皮洗净，过程中最好戴上手套防止黏液沾到手上，将洗好的山药泡在清水中防止氧化变黑。

②将山药拿出来上蒸锅蒸30分钟，蒸熟后晾凉。

③将蒸熟后的山药放入大号保鲜袋中，用擀面杖擀成细腻的山药泥，压得越细越好。

④山药泥中加入适量淡奶油、一点点盐，并将其搅拌均匀。

⑤将裱花袋剪开一个合适的小口，装入裱花嘴，然后将山药泥装入裱花袋中，将山药泥挤到小碗里。

⑥取适量的蓝莓酱，加入适量的冰糖粉和热水，搅拌成均匀、稠度适中的蓝莓酱。

⑦将搅拌均匀的蓝莓酱均匀淋在山药泥上即可。

说明： 患前列腺增生的男性朋友可以吃山药，山药的黏性成分中有黏蛋白，是由糖分和蛋白质的复合体构成的。黏蛋白具有激活雄性激素的作用，因此山药是前列腺肥大男士的美食佳品。

葱油拌面

原料： 面条350 g，海米40 g，油6勺，糖2勺，生抽5勺，香葱1小把，黄酒2勺，老抽3勺。

做法：

①新鲜面条煮好过冷水备用。

②香葱洗净沥干水，切成5 cm左右的小段，备用。

③把老抽、生抽、糖调成酱汁，备用。

④海米洗净，用黄酒泡软。

⑤锅烧热入油再烧至温热，放入香葱段，小火炸香葱至变黄变脆。

⑥调好的酱汁倒入锅中，略煮至冒泡浓稠即可离火。

⑦泡好的海米加开水上锅再次煮开捞出，把面条盛在碗里倒入煮好沥水的海米。

⑧淋入葱油，拌匀即可食用。

说明：葱油拌面含有丰富的碳水化合物、蛋白质及钙、铁、磷、钾、镁等矿物质，还有硫胺素、核黄素、膳食纤维、维生素A和三种氨基酸等，不仅易于消化吸收，还可以改善贫血，提高免疫力，对前列腺也有益。

苦瓜厚蛋烧

原料：苦瓜半个，鸡蛋4个，小香葱、盐、油适量。

做法：

①苦瓜去瓤，切成4瓣，然后切成薄片。

②用盐腌制苦瓜片刻，之后再把苦瓜洗一遍，洗掉盐分。

③烧一锅开水，放少许盐和油，水开后下苦瓜焯熟，焯熟的苦瓜立即过凉水，用手把苦瓜攒干。

④鸡蛋打在一个大碗里，加1勺水，加适量盐调味，打散。

⑤小香葱切碎，和苦瓜一起倒进蛋液里。

⑥不粘锅倒少许油，中小火，油温不要太热，大约三四成热时倒入适量蛋液，转动不粘锅使蛋液摊开成圆形。

⑦小火煎至蛋液差不多凝固时，借助锅铲把蛋液卷起来，卷好的蛋卷收口朝下稍煎一下后出锅，把蛋卷切段即可。

说明：苦瓜中维生素C含量丰富，中医认为，其有清热解毒、利湿、解疲劳、清心明目、益气壮阳的功效。苦瓜富含维生素C，能够辅助治疗前列腺炎。

对前列腺有益的饮食原则

•多吃利尿的食物。前列腺增生患者除了要适量饮水以利排尿之外，还可以多吃一些利尿的食物。

•多吃补中益气的食物。许多具有补中益气功效的食物，也比较适合前列腺增生患者食用，如土豆、山药、番薯、芋头、板栗、蜂蜜等。

•对于男性朋友来说，首先应该减少烟酒的摄入，烟草中的有害物质和酒精会加重前列腺炎的症状。其次，不宜食用大葱、蒜、辣椒、胡椒、冰淇淋、冰冻饮料、冰水果、凉拌食品等辛辣、生冷的刺激性食物。最后，不能多吃发物，如羊肉、猪头肉、狗肉、鹿肉、韭菜、蒜苗等。这些食物会导致前列腺充血或供血不足，不利于前列腺炎的恢复。

17.预防夜盲症及眼干燥症的保健食谱5道

所谓夜盲症，顾名思义就是在黑暗的环境下或夜晚时，视力很差或完全看不见东西。夜盲症又被称作"鸡宿眼"，有两种性质完全不同的眼病，都可出现夜盲症。一为遗传病所致的视网膜色素变性（先天性），传统医学对此无特殊疗法，近年国外通过"基因工程"置换患者有缺陷的基因片段，可基本治愈此类夜盲；二为营养缺乏（特别是维生素 A 缺乏）所致的夜盲症，近年来此类夜盲症在青少年中较为常见。

眼干燥症是一种由多种因素引起的眼表疾病，以泪膜失衡并伴有眼部不适症状为主要特征。常见症状有异物感、烧灼感、眼睛发痒、眼红、畏光、视物模糊、视疲劳，还有害怕油烟环境等。但眼睛干涩并不一定就是得了眼干燥症。

不管是夜盲症还是眼干燥症，都需要医生根据具体情况制定诊疗方案，有时需要药物干预。我们自己能做的就是保持良好的生活习惯，在饮食上多多补充维生素 A，多吃一些富含维生素 A 和 β - 胡萝卜素的果蔬。

适合预防夜盲症及眼干燥症的植物性食材

胡萝卜、菠菜、油菜、荠菜、雪里蕻、西蓝花、苋菜、小白菜、杧果、橘子、小麦胚芽、芝麻、核桃、豆类、花生、小米、白萝卜等。

⊙ 5道预防夜盲症及眼干燥症的保健食谱

香菜猪肝阴米粥

原料： 阴米 150 g，猪肝 1 小块，香菜 2~3 根，姜丝、料酒、生抽、淀粉、白胡椒粉、盐适量。

做法：

①将阴米洗干净放入电饭煲中，加入适量的水，选择熬粥功能，开始熬粥。

②猪肝加入盐、淀粉、料酒和生抽，搅拌均匀腌制一下。

③烧锅开水，放入腌制好的猪肝，猪肝变色后马上捞出。

④将焯过水的猪肝、姜丝放入煲中，加适量盐、白胡椒粉，并搅拌均匀，盖上盖子继续保温 10 分钟。

⑤起锅前加入香菜末，搅拌均匀即可。

说明： 猪肝可以治疗夜盲症。因为猪肝营养丰富，最显著的特点是维生素 A 含量特别高。中医认为，其具有补肝、明目、养血的功效，对于肝血不足而引起的看不清东西、眼睛感到干涩、夜盲症等，都有一定的效果。

番茄疙瘩汤

原料： 番茄2个，面粉1/2碗，鸡蛋2个，香菜、盐、芝麻油适量。

做法：

①面粉加水，边慢慢地加水边搅拌面粉，拌成面絮。

②番茄切块；香菜切碎；鸡蛋打散，备用。

③炒锅倒油，下番茄炒烂。

④加水煮开，加入适量盐。

⑤水开后下面絮，边下边搅动，煮开后淋上蛋液。

⑥再次开锅后放入香菜，淋上芝麻油。

说明： 夜盲症患者要多吃富含胡萝卜素和维生素A的食物。富含胡萝卜素的食物主要是一些黄色和红色的食物，比如番茄、胡萝卜、杧果、南瓜、木瓜、橘子等。

金钱胡萝卜

原料： 蒸好的腊肠1根，胡萝卜1根，山药半根，盐、糖、生抽适量。

做法：

①山药、胡萝卜去皮改刀，注意把胡萝卜切成圆片，然后再用小刀切出中间的方形空洞；腊肠改刀成片。

②坐锅烧水，将胡萝卜和山药焯水，煮至山药、胡萝卜都八成熟出锅。

③坐锅倒油，放腊肠片煸炒。

④放焯好水的山药和胡萝卜，翻炒均匀，淋生抽，加盐和糖

调味即可。

说明： 夜盲症患者多是缺乏维生素 A 而引起夜间视力不良。可以经常食用胡萝卜改善症状，胡萝卜素在高温下也很少被破坏，容易被人体吸收，然后转变成维生素 A，能防治因缺乏维生素 A 而引起的夜盲症和干眼症。

红薯枸杞甜汤

原料： 红薯 300 g，枸杞子 1 大勺，黑糖少许，开水 750 mL。

做法：

①红薯洗净削皮切块备用。

②枸杞子洗净备用。

③将所有材料放入电锅中熬煮至烂，即可食用。

说明： 红薯含有丰富的维生素 A，再加上枸杞子的护眼功效，是一道滋味甜美的护眼甜品。

荠菜豆皮卷

原料： 豆皮 1 包，荠菜 250 g，盐 1/2 勺，麻油 1 勺。

做法：

①将荠菜洗净，留出一株，其余切小段，不用切太碎。

②将豆皮和留出的一株荠菜放入沸水中焯熟。

③热锅倒油，放荠菜炒至断生，放入盐和麻油，炒匀即可出锅。

④用豆皮将荠菜包裹卷成卷，再用烫熟的荠菜捆在豆皮卷外面固定即可。

说明： 荠菜含有丰富的胡萝卜素，因胡萝卜素为维生素 A 原，所以是治疗干眼病、夜盲症的良好食物。

预防夜盲症及干眼症的饮食原则

• 禁食含有酒精、咖啡因的饮品，如白酒、啤酒、咖啡和浓茶等。大量摄入这些食品可能会损耗 B 族维生素、影响神经功能，从而不利于夜盲症患者的病情。

• 禁食辛辣刺激性食物。夜盲症患者不宜食用辛辣刺激性食物，如花椒、辣椒、大蒜、桂皮、丁香、茴香、砂仁、大葱等。中医认为，食用这类辛辣刺激的食物后，会助长体内的邪热毒气，损及肝阴，肝开窍于目，从而使双目失养，使病情加重。

18.预防黄斑变性及白内障的保健食谱5道

黄斑变性是指视网膜中心重要部分黄斑部产生萎缩，甚至新生血管，影响中心视力，引起患者阅读、书写困难。欧美老年人黄斑变性年龄大多在60 岁以上，东方人的平均患病年龄为45 岁以上。因此，预防黄斑变性，除了防止紫外线、补充口服药物及锌之外，更应尽量避免近视度数增加。中年人在阅读时，若发现看格子线条有扭曲变形或模糊，就应及早就医。

老年性白内障是老年人的常见病，发病率甚高。主要表现为渐进性视力减低，视物模糊，眼前似有烟雾，所视物体昏花，眼部黑影，单眼复视。

对于黄斑变性和白内障的保健，除了定时体检、及时就医外，调整日常饮食也是预防黄斑变性、白内障及缓解白内障症状的有效方法。

适合预防黄斑变性及白内障的植物性食材

番茄、菠菜、洋葱、大白菜、四季豆、草莓、橘子、柚子、橙子、卷心菜、花菜、葵花子油、花生油、谷类、深绿色植物、桃子、西瓜及胡萝卜等。

⊙ 5道预防黄斑变性及白内障的保健食谱

红枣枸杞羹

原料： 红枣7枚，枸杞子15g，适量水。

做法： 红枣和枸杞子，加水煎服即可。

说明： 红枣含蛋白质、维生素C及钙、磷、铁等，此食谱可以补血明目，有提高视力的作用。

胡萝卜炖牛肉

原料： 牛肉200g，胡萝卜250g，酱油1大勺+1小勺，白砂糖1大勺，蒜2瓣，小八角1个，花椒几粒，酱1小块，料酒2小勺，盐适量。

做法：

①热锅下油，下白砂糖，炒至冒小泡，迅速倒入泡水2小时的牛肉，翻炒上色。

②加入酱油、蒜、小八角、花椒、酱翻炒，炒至出香味，与

肉一起炒匀。

③加冷水没过肉，加入料酒，大约煮半小时（中途不要忘了撇浮沫）。

④加入胡萝卜，炖煮至肉轻轻一戳能戳破即可。

说明： 白内障患者可以吃胡萝卜，胡萝卜含有胡萝卜素、维生素及钙、钾、钠、铁、硒等矿物质，具有抗氧化、抗辐射、提高免疫力等作用，白内障患者还可以多吃点其他的水果和蔬菜。

胡萝卜豆浆

原料： 黄豆1杯，大米半杯，胡萝卜1根，白砂糖适量，清水1300 mL。

做法：

①黄豆、大米清洗干净，清水浸泡过夜。

②胡萝卜清洗干净。

③黄豆沥干水分；胡萝卜去皮切小丁，备用。

④将黄豆、胡萝卜丁和大米一起放入豆浆机，加水至最高水位线，启动湿豆豆浆功能键。

⑤程序结束，倒出豆浆，滤网过滤，加入白砂糖搅拌即可。

说明： 预防白内障，要经常食用胡萝卜，胡萝卜富含的维生素E、维生素C和维生素A等，能补肝明目。

决明子荷叶玫瑰茶

原料： 干荷叶8 g，玫瑰花苞10 g，决明子15 g，清水1 L。

做法：

①荷叶和玫瑰花苞洗净。

②将全部材料丢进煮锅浸泡一段时间。

③将煮茶时间设定半小时即可。

说明：决明子含美决明子素、决明素、大黄酚、大黄素-6-甲醚等，对视神经有保护作用，对老年性白内障有很好的防治作用。

羊肉菠菜汤

原料：熟羊脸肉300 g，菠菜250 g，羊血一小块，盐、白胡椒粉适量。

做法：

①熟羊脸肉切成肉片。

②羊血焯水后放在盆子里备用。

③菠菜洗净切大段。

④炒锅里放清水，羊脸肉冷水放入，在锅里煮10分钟左右。

⑤煮至汤汁变成乳白色，放入羊血同煮，煮开后，放入菠菜段。

⑥煮至菠菜断生，放适量的盐调味，最后放适量的白胡椒粉调味即可。

说明：羊脸肉肉质细嫩，含有较多的蛋白质和维生素，营养价值丰富，较易消化。羊脸肉在中医中具有一定的补肝明目、温补脾胃、补血温经的作用。

预防黄斑变性及白内障的饮食原则

•摄入足够的维生素。维生素具有防止白内障形成的作用，它可以减少光线对晶状体的损害。

•补充微量元素。人视觉的敏锐程度与硒有直接关系，缺硒能诱发晶状体浑浊而致白内障。

•多饮茶。医学家们在大量的观察对比中发现，每日能够喝杯茶的老人，他们患白内障的可能性要低得多，并且多少喝一些茶的人与那些从不喝茶的老人相比，其白内障的发病率也较低。

19.养颜美容的保健食谱8道

有些人明明是同辈人，看着却像两代人。我们不禁感慨进行养颜美容和保养的重要性，但是同时有不一样的声音，容颜永驻都是用钱和时间堆砌出来的，普通人哪有那么多钱和时间。这听起来确实有道理，但是如果你想做好养颜美容，从生活的细节入手，你就会发现，养颜美容其实没那么贵。

在众多生活细节中，饮食调养就是其中重要的一环，无须花费太多金钱和时间，而且对身体健康有好处，同时能由内而外地吃出年轻状态。

适合养颜美容的植物性食材

黄瓜、荔枝、木耳、胡萝卜、苦瓜、海带、茶叶、冬菇、绿豆、柠檬、木瓜、葡萄、红枣、银耳、黑米、番茄、苹果、花生、刺梨等。

⊙ 8道养颜美容的保健食谱

菜豆猪皮汤

原料： 干菜豆 100 g，猪皮 200 g，精盐、麻油适量。

做法：

①把菜豆洗净后用清水浸泡约 1 小时。

②猪皮洗净后用开水焯一下，再切成短条。

③将浸泡好的菜豆放入锅中，加水炖熟软，而后加入猪皮，

再炖 30 分钟左右至烂熟，加精盐、麻油等。

说明： 猪皮中所含的大量胶原蛋白是皮肤细胞生长的主要原料，具有增加皮肤贮水的功能，能滋润皮肤，保持皮肤组织细胞内外水分的平衡，使皮肤丰满细腻。

核桃仁粥

原料： 核桃仁、粳米各 100 g，白糖适量。

做法： 所有原料加水煮成粥即可。

说明： 核桃含有脂肪酸和角鲨烯等营养成分，能快速被人体吸收和利用，能有效增加皮肤弹性，也能润泽，滋养肌肤。另外，核桃含有的维生素 E 和维生素 A 等营养成分还能防止皮肤衰老，减少皱纹生成。

鸡肉馄饨

原料： 黄母鸡肉 150 g，葱白 60 g，白面粉 200 g，食用碱 1 g，生抽、料酒、盐、香油适量。

做法：

①面粉中加入 2 g 盐、1 g 食用碱增加弹性，然后加入 100 mL 的温水搅拌成面絮，再揉成光滑的面团，放置一边，密封饧面至少 20 分钟。

②将黄母鸡肉和葱白切细，放入适量盐、生抽、料酒、香油，拌匀。

③将面团放在面板上，擀成薄透均匀的大面皮。

④把擀好的面皮切成宽度差不多的长条，将长条叠放在一起，切成大小均匀的馄饨面皮。

⑤按照自己喜欢的方式将馄饨包好。

⑥包好的馄饨开水下锅，用铲子推动防粘，煮开后淋入凉水，重复 2 次。待馄饨全部漂浮起来，馄饨皮变得透明出锅。

⑦碗中加入生抽、香油、葱花，然后舀入一勺馄饨汤，再把馄饨捞入碗中。

说明： 鸡肉含有蛋白质、脂肪、硫胺素、核黄素、烟酸、维生素 A、维生素 C、胆固醇、钙、磷、铁等多种成分，能很好地起到补血养颜、强健身体的作用。

三鲜益智美容汤

原料： 姜片适量，肉丸 2 个，金针菇 50 g，平菇 50 g，玉米笋适量，火腿 20 g，虾仁 10 g，食盐、油适量。

做法：

①锅内把水煮开，先放姜片和油。

②烧开后，放入肉丸和玉米笋，稍熟后放入火腿、金针菇和平菇。

③最后放入虾仁，待虾仁熟了，加盐即可。

说明： 玉米笋含有非常丰富的铁、钙、磷等矿物质、维生素，还含有脂肪、糖，以及人体所需要的各种氨基酸，鲜嫩可口，可以起到很好的排毒、润燥、养颜的作用。

黄瓜腐竹拌菜

原料： 黄瓜1根，腐竹适量，蒜末、香菜10 g，食盐、鸡精、糖、芝麻油、生抽、香醋适量，花椒数粒。

做法：

①黄瓜去皮切块，加少许盐腌制片刻。

②泡发好的腐竹用水煮2分钟后捞起切段，备用。

③蒜切碎；香菜洗净切碎，备用。

④取一大碗，放入腐竹、黄瓜块、鸡精、糖、生抽、香醋拌匀。

⑤起锅倒入芝麻油和花椒炸香，捞出花椒再加入蒜末炸香，把油浇在黄瓜上，最后撒上香菜即可。

说明： 黄瓜含有多种对人体有益的成分，如木糖、米乳糖、甘露糖、氨基酸、维生素 E、维生素 C 等。它能促进新陈代谢，可以收敛和消除皮肤皱纹，对皮肤较黑的人效果更好。

美颜玫瑰醋

原料： 玫瑰花30朵，米醋150 mL。

做法：

①挑选新鲜、色泽艳丽的玫瑰花放入干净无水无油的瓶中。

②往容器注入白醋，盖上盖子放置阴凉干燥处保存。

③耐心等上3～7天，即可饮用。

说明： 玫瑰醋不但可以疏肝解郁，促进消化，还可以美容养颜，减少疲劳，使面色红润，精神旺盛。

红豆黑米美颜粥

原料： 赤小豆50 g，黑米50 g，花生20 g，红枣10颗，红糖适量。

做法：

①红枣、花生、黑米提前浸泡一晚。

②除红糖外，把材料放入锅中，加水煮1小时，最后加入红糖即可。

说明： 肝脏排出的毒在体内滞留，红豆和黑米中的B族维生素可以促进肝脏排毒，还可以加速血液循环，具有养颜美容的效果。

猕猴桃沙拉

原料： 猕猴桃3个，虾仁5个，芝士粉30 g，鸡蛋1个，油适量，沙拉酱30 g。

做法:

①猕猴桃洗净去皮,对半切开,用挖球器挖出果肉,做成猕猴桃盅;挖出的果肉切丁;鸡蛋打入碗中搅匀成蛋汁,备用。

②虾仁洗净,挑去泥肠,依序蘸裹蛋汁之后再蘸奶酪粉,放入热油锅中炸成金黄色捞出,沥干油备用。

③猕猴桃盅内放入虾仁、猕猴桃肉,淋上千岛沙拉酱即可。

说明: 猕猴桃的美白原理与番茄相似,它同样含有大量的维生素 C,多吃可以帮助肌肤排毒,并可干扰黑色素生成,有助于消除皮肤上的暗沉,让肌肤更明亮。

养颜美容的饮食原则

• 及时排毒。每天吃进去的食物经过消化会有部分废物和毒素需要排出,这些毒素是否及时排出对于面色很重要。

• 多喝水,喝对水。水是一种天然的廉价、高营养美容剂,最新研究表明,一个正常体质的年轻男性,每日的平均饮水量为 1.5 ~ 1.8 L,正常体质的年轻女性,每日的平均饮水量为 1.3 ~ 1.4 L。

• 多吃果蔬好脸色。果蔬中一般含有丰富的维生素 A、B 族维生素和维生素 E。维生素 A 能使皮肤润泽,B 族维生素能舒展皱纹、消除斑点,维生素 E 能预防皮肤干燥、减少青春痘和色素斑、延缓人体细胞的衰老。

• 摄取足够蛋白质和好的脂肪。足量地补充蛋白质和脂肪有利于皮肤光滑而富有弹性、柔软细嫩。

• 饭后不喝茶,保铁不流失。咖啡或茶较容易氧化,饭后喝茶会造成铁流失,时间长了会造成贫血,进而脸色不佳。

20.降火气的保健食谱5道

"火气大"是中医的一个传统说法，在西医中其实是炎症引起的一系列症状，比如口腔溃疡、心烦气躁、大便干结、小便黄赤、腹部胀满、没有食欲等等。人们一般把"火气大"视为亚健康状态，不太会重视。如果火气大了，通常会喝点菊花茶或者多喝水降降火。实际上，我们也可以通过调整饮食来降火气，吃一些降火气的食物，火气自然也会降下来，简单又有效，对身体健康无害，并且深为中西医推崇。

适合降火气的植物性食材

梨、黄瓜、猕猴桃、苦瓜、绿豆、西瓜、甘蔗、番茄、莲藕、芹菜、冬瓜、莲子、丝瓜、白萝卜、茄子等。

⊙ **5道降火气的保健食谱**

甘蔗汁绿豆

原料：绿豆 20 g，清水 400 mL，甘蔗汁 500 mL。

做法：

①绿豆洗净后，加入清水，以大火煮开。

②之后转小火，煮 40 分钟至软烂后熄火，将汤倒掉。

③将甘蔗汁倒入煮烂的绿豆即可。

说明：此甘蔗汁绿豆可以利尿、消暑解毒，另外，还有助于改善便秘、肺热型引起的喉咙痛痒和咳嗽等。

番茄酸奶奶昔

原料: 小番茄 10 个,猕猴桃半个,低脂酸奶 500 mL。

做法:

①将小番茄洗净;半个猕猴桃削皮切小块。

②将小番茄、猕猴桃块和低脂酸奶放入果汁机。

③搅打至带颗粒即可。

说明: 番茄有清热止渴、助降心火和健胃整肠的功效。酸奶中的乳酸菌有助于肠胃消化,对降火有一定效果。

莲子莲藕水梨甜汤

原料: 莲子 2.5 g,莲藕 30 g,水梨半个,清水 600 mL,冰糖适量。

做法:

①莲藕切小块;水梨去皮切小块备用。

②将莲子放入清水中,大火煮沸。

③加入莲藕块,小火继续煮 10 分钟。

④最后加入水梨块、冰糖,焖煮 5 分钟即可。

说明: 这款甜汤可以降火气,改善口干口臭,有助于清心安神和睡眠。

芹菜苹果汁

原料: 芹菜 150 g,苹果 1 个,清水 350~500 mL,蜂蜜适量。

做法:

①将芹菜洗净,切小段。

②将苹果去皮，切小块。

③将芹菜段和苹果块放入果汁机，加入清水和蜂蜜，搅打成汁。

说明： 芹菜苹果汁富含维生素，可以降火气、降血压。建议把滤渣过滤掉，摄取果蔬汁的一半即可。

冬瓜荷叶绿豆煲老鸭汤

原料： 冬瓜800 g，鲜荷叶半片，绿豆50 g，老鸭半只，盐适量。

做法：

①冬瓜切块；绿豆浸软；荷叶洗净；老鸭除脏杂后洗净切块，用水汆一下。

②将冬瓜、绿色、荷叶、鸭肉一起放入瓦煲，加清水大火煮沸后改小火煲2小时。

③加盐调味便可。

说明： 冬瓜荷叶绿豆老鸭汤富含维生素，可以帮助人体清热解毒、利水消痰、除烦止渴。常食绿豆，对高血压、动脉硬化、糖尿病、肾炎有较好的辅助治疗作用。

降火气的饮食原则

•适时喝水。水是生命之源，常喝水可以冷却体内燥热，促进表皮循环，还能冲刷口中的残留细菌，抑制细菌生长，防止口腔溃疡。

•多吃苦味食物。吃苦味食物有助于清热泻火。不过，需要提醒的是，不是所有的苦味食物都有利于人体，要"吃苦"，须谨慎。

•酸梅汤能降火气，但是不要喝太多。在中医理论中，喝太多酸梅汤会让身体气机沉降，喝得越多越没劲，五脏六腑经络气血的升降开合都实现不了，甚至会觉得浑身酸软。

21.抗衰老的保健食谱5道

健康长寿，青春永驻，延缓衰老，一直都是人们的追求。有的人为此盲目服用抗衰老药物，有的人一味依赖那些被广告吹得神乎其神的各种保健品。然而抗衰老研究专家指出，这样做完全是舍本逐末。其实，延缓衰老最重要的方法就是我们在日常生活中科学饮食。饮食不仅是人们赖以生存的条件，而且科学的饮食习惯有助于抗老防衰、延年益寿，而不合理的膳食结构则会加速衰老，缩短寿命。

适合抗衰老的植物性食材

花椰菜、冬瓜、洋葱、豆腐、圆白菜、苹果、胡萝卜、番茄、山药、黑米、菠菜、奇异果、黄瓜、花生酱、核桃、绿茶、樱桃等。

⊙ 5道抗衰老的保健食谱

樱桃果酱

原料： 樱桃500 g，糖200 g，麦芽糖50 g，柠檬半个。

做法：

①樱桃洗净切开，去掉果核。

②将樱桃和糖按照一层樱桃一层糖的次序放入容器中冷藏腌渍2小时。

③腌制到糖溶化，果汁析出后取出。

④将樱桃连汁一同倒入锅内。

⑤中火熬煮20分钟左右，煮至果肉变软。

⑥加入柠檬汁搅拌均匀，调小火继续熬煮。

⑦煮至汤汁渐渐浓稠后加入麦芽糖，搅拌均匀后继续熬煮。

⑧煮到汤汁快要收干的程度即可关火，将煮好的果酱趁热装入瓶中，将瓶子倒置一会儿，晾凉后冷藏。

说明： 樱桃中富含铁，这个元素可以平衡皮脂分泌。樱桃中还含有维生素A，能够帮助活化细胞保持活跃的状态，从而使肌肤看起来更年轻。

胡萝卜五谷汉堡包

原料： 高筋面粉220 g，红米10 g，荞麦米10 g，糙米10 g，高粱米10 g，燕麦米10 g，小麦胚芽30 g，盐3 g，砂糖25 g，胡萝卜80 g，水100 mL，干酵母粉4 g，黄油25 g，玉米粒100 g，金枪鱼100 g，沙拉酱适量，芝士片6片，生菜适量。

做法：

①红米、荞麦米、糙米、高粱米、燕麦米用料理机搅碎成五谷粉；胡萝卜和清水一起放进料理机搅拌成胡萝卜汁。

②把高筋面粉、五谷粉、小麦胚芽、胡萝卜汁、盐、砂糖和干酵母粉一起搅拌成光滑面团，再放入软化的黄油，搅碎成能拉出薄膜状的面团，滚圆放在室温下进行基础发酵。

③当面团发酵至原来的2.5倍大时，用手指戳一个洞，不回

缩，即完成基础发酵。

④把面团分割成 6 份，滚圆，静放 20 分钟。

⑤静放后将面团再次滚圆，表面扫一层清水，黏上小麦胚芽，放在面包托上进行最后发酵。

⑥当面团发酵至原来的 2 倍大，完成最后发酵。

⑦把面团放在上火 160 ℃，下火 170 ℃烤箱中层，烘烤 20 分钟。

⑧在烘烤时可以制作汉堡包馅料，玉米粒煮熟放入泥状金枪鱼和沙拉酱中，拌匀。

⑨把胡萝卜五谷包一分为二剖开，抹上沙拉酱，铺上生菜叶和芝士片，再铺上准备好的玉米金枪鱼馅料，另一片面包抹上沙拉酱，盖上即可。

说明： 五谷杂粮富含多种优质营养素，是人们健康养生的首选。五谷杂粮的脂肪含量很低，而且其脂肪多为有益身体健康的不饱和脂肪酸，经常食用不仅不会给身体造成负担，还有助于降低胆固醇。五谷杂粮含有的维生素 E 可以滋润皮肤，经常食用可使肌肤光滑有弹性，其含有的矿物质成分有助于调节人体内分泌，加速新陈代谢，其富含的膳食纤维能够帮助身体排出毒素，从而达到美容养颜、抗衰老的效果。

葱油黄瓜

原料： 黄瓜 2 根，香葱 2 根，大蒜 1 瓣，红辣椒 2 个，盐适量，白糖 1 小勺，色拉油适量，香油几滴。

做法：

①黄瓜清洗干净去掉柄端，刨开两半，切薄片放在大碗中。

放入盐拌均匀，腌制 10 分钟入味。

②香葱、大蒜切碎，红辣椒切圈放在碗中混合。

③色拉油烧烫倒入碗中，爆香，用筷子迅速搅拌。

④腌制好的黄瓜已出水，抓捏均匀，沥干水分。

⑤大碗中加入白糖、香油、爆香的葱油。

⑥拌均匀，味道偏淡，加点盐调味即可。

说明： 黄瓜中含有丰富的维生素，能够对人体的皮肤起到很好的保养和抗衰老的作用。同时黄瓜中还含有膳食纤维，能够起到促进消化、清除宿便的功效，所以肠胃不畅的朋友可以多吃一些黄瓜。

猕猴桃黄瓜汁

原料： 黄瓜 1 根，猕猴桃 2 个。

做法：

①猕猴桃和黄瓜清洗干净。

②猕猴桃去皮切小块；黄瓜切小段。

③全部加入破壁料理杯中。

④启动"果蔬汁"程序，30 秒成细腻果汁。

说明： 猕猴桃中含有特别多的果酸，果酸能够抑制角质细胞内聚力及黑色素沉淀，有效地消除或淡化黑斑。猕猴桃和黄瓜搭配打成汁，口感上酸甜清爽，而且开胃、助消化，排毒养颜效果也很不错。

花椰菜母鸡汤

原料： 母鸡肉 600 g，花椰菜 200 g，黑木耳、料酒、盐、枸杞子、葱姜适量。

做法：

①母鸡肉放姜片在凉水中煮开，捞出洗净。

②母鸡肉放入锅中，用料酒去腥，放入开水大火煮开后改小火。

③花椰菜择小朵，用盐水浸泡一下，黑木耳事先泡发好，枸杞子洗净。

④等鸡肉酥烂后放入黑木耳、花椰菜、枸杞子、葱，放盐再煮2分钟即可。

说明： 西蓝花富含丰富的维生素A、维生素C、胡萝卜素，能增强皮肤抗损伤能力，有助于保持皮肤弹性，从而保持皮肤年轻化，保持青春活力。

抗老化的饮食原则

•吃饭只吃八分饱。长期吃得过饱会使肠胃负荷过重、消化功能衰退。而且过饱会导致消化不良，并由此产生有害物质，毒害机体，还会加重心血管、内分泌系统乃至整个机体的负担，时间长了会使人发生早衰。

•规律饮食。有规律的饮食对防止衰老很重要，因为饮食无规律，如每日饮食无固定的时间和次数，每餐又无一定的数量，饭菜可口多吃，不可口少吃或不吃，饥饱不均，均衡营养无法保证，就会破坏体内消化食物的生物钟，极易加速体内各器官的老化进程。

•多吃水产品。因为几乎所有的水产品中都含有丰富的优质蛋白、维生素、矿物质和微量元素。其所含的脂肪是不饱和脂肪酸，具有降低胆固醇、促进血管软化的作用，还有降低红细胞聚集和溶解血栓的功效，可防止心、脑血管疾病和动脉硬化疾病，研究已经证实，河湖海鲜类食品是天然的长寿食品，它们对抗老防衰具有良好的效果。

22.增强脑力的保健食谱7道

现在市场上打着"改善记忆力""增强脑力"旗号的健脑产品层出不穷，导致很多人都为此交过智商税。但是，国家市场监督管理总局曾提醒：保健品非药品，补脑和健脑不可信。我国从未批准过任何具有补脑保健功能的保健品，已批准的具有缓解体力疲劳、提高免疫力等功能的保健品，也不适用于补脑、提高智商和缓解脑力疲劳等。

对大多数人而言，要获得使大脑保持健康的相关营养，最佳的方式是健康饮食。只要你按照我国"平衡膳食宝塔"的建议，合理安排饮食，大脑就能得到充足的营养。

适合增强脑力的植物性食材

核桃、杏仁、花生、开心果、芝麻、南瓜、豆制品、海带、花椰菜、黄花菜、木耳、金针菇、香蕉、大蒜等。

⊙ **7道增强脑力的保健食谱**

茄子烧鱼柳

原料： 小葱10段，老姜4片，大蒜5瓣，干辣椒5个，花椒20粒，豆瓣酱2大勺，有机亚麻籽油20 g，香醋5 mL，生抽

5 mL，白砂糖 4 g，胡椒粉 4 mL，盐 3 g，料酒 3 mL。

做法：

①鱼柳洗净拭干水分，切条，用适量胡椒粉、盐、料酒抓匀，腌制片刻；茄子洗净拭干水分，切条，用适量盐抓匀，腌制片刻后，将茄子里的水倒掉，再冲洗干净，沥水。

②炒锅烧热，倒入适量有机亚麻籽油，无须烧热，立即倒入豆瓣酱炒出香味。

③放入干辣椒、花椒、姜片、大蒜、葱段翻炒出香味。

④加适量生抽、香醋、白砂糖、胡椒粉，再加清水烧开。

⑤放入鱼柳煮 2 分钟左右，再放入茄子。

⑥食材都熟了之后，尝下味道，酌情调入适量盐，调匀即可。

说明： 鱼肉脂肪中含有对神经系统具备保护作用的 ω-3 脂肪酸，有助于健脑。研究表明，每周至少吃一顿鱼，特别是三文鱼、沙丁鱼和青鱼的人，与很少吃鱼的人相比较，失智的发病率要低很多。

牛油果香蕉奶昔

原料： 牛油果半个，香蕉 1 根，牛奶 220 mL，白糖 1 小勺。

做法：

①香蕉去皮切成小段，牛油果一分为二后，取半个切成小块。

②将香蕉和牛油果倒入料理机中，加入牛奶。

③用料理机搅拌几秒即可做好。

说明： 香蕉可向大脑提供重要的物质——酪氨酸，而酪氨酸可使人精力充沛、注意力集中，并能提高人的创造能力。

日式香煎三文鱼

原料： 三文鱼500 g，盐1勺，紫苏叶3~5片，柠檬皮少量。

做法：

①三文鱼刮净鱼鳞，切成1.5 cm厚的条状。

②鱼两面撒盐，加紫苏叶、柠檬皮，用厨房纸巾包好，放入密封袋，在冰箱里冷藏一个晚上。

③用平底锅或烤盘煎至两面焦黄，鱼皮变酥即可。

说明： 鱼类，特别是深海鱼类，鱼肉中含有许多不饱和脂肪酸、蛋白质、无机盐和维生素，有助于补脑、提高记忆力。

红枣煨猪肘

原料： 红枣500 g，猪肘100 g，黑木耳20 g，精盐、鲜汤、味精适量。

做法：

①将猪肘洗净，刮去多余的猪毛。

②将洗净的猪肘放在水中煮开，除去腥味，取出。

③取砂锅，放入猪肘，加适量的水，放入红枣和浸发的黑木耳。

④小火煨煮，待猪肘熟烂，汤汁浓稠时，加入精盐、鲜汤、味精即可。

说明： 这道食谱具有健脾益肾的功效，黑木耳中富含磷脂，能提高大脑功能，所以尤其适于脑力劳动者进补强身。

三骨汤

原料：猪排骨 1000 g，羊排骨 1000 g，鸡骨 1000 g，生姜、大葱、大茴香、花椒、料酒、精盐、味精适量。

做法：

①将 3 种骨洗净，剁成块，备用。

②生姜切厚片；大葱切大段；大茴香和花椒装入纱布袋。

③先将排骨块在沸水中焯一下，把水倒掉，用清水洗净。

④加入适量清水，烧沸，将排骨倒入，同时放入生姜片、大葱段和料包、料酒。

⑤沸后改用中火炖 2 小时，中间随时撇去汤中浮沫和过多的肥油，骨酥肉烂后，加入精盐、味精调味即成。

说明：三骨汤含有丰富的营养元素，其中包括维生素、蛋白质、矿物质、脂肪、钙和骨胶，是一种非常有营养的菜肴，不仅能预防骨质疏松，还有益智健脑的功效，对孩子的成长很有帮助。

黑豆小麦莲子汤

原料：黑豆 30 g，小麦 30 g，莲子 30 g，黑米 50 g。

做法：

①将各种原料去杂，淘洗干净，备用。

②锅内加水 1000 mL，烧开，原料全部倒入，煮沸后改用小火，直至烂熟。

说明：黑豆营养全面，含有丰富的蛋白质、维生素、矿物质，常吃黑豆可以起到健脑的功效；小麦属于五谷杂粮，具有养心安神、增强记忆力的功效。

鱼头豆腐汤

原料： 鳙鱼头（黑鱼头、鲤鱼头均可）2个，豆腐250g，生姜10g，精盐、鸡精、植物油适量。

做法：

①将鱼头去鳃洗净。

②锅中加油烧热，入生姜片，再入鱼头煎黄。

③加入温水，煮沸后放入豆腐，煮1小时左右，加入精盐、鸡精即可。

说明： 豆腐中含有丰富的卵磷脂。卵磷脂是一种能维持脑细胞正常代谢、运转的物质，因此，吃豆腐可以提高大脑的活性，增强记忆力和智力水平。

增强脑力的饮食原则

• 保证足够的优质蛋白和维生素的摄入。神经信息传递介质是由氨基酸分解出来的，而氨基酸是蛋白质的重要组成部分。如果将人脑除去水分，剩余的"干"物质中一半是蛋白质。所以，脑的新陈代谢活动需要大量的蛋白质来更新组织，脑代谢所产生的氨毒素，也只有通过蛋白质中的谷氨酸才能消除。

• 减少纯糖、纯油脂食物的摄入量。虽然大脑90%以上的能量靠血糖来供应，但也不能多吃糖块或白糖、红糖，对大脑来说，最好的糖是大米、馒头、面包中的慢性糖，即葡萄糖、果糖等。

• 增加蔬菜、水果的摄入量。蔬菜、水果中含有丰富的维生素C、矿物质和膳食纤维，维生素C可促进铁在体内的吸收，增加脑组织对氧的利用。

•科学安排一日三餐。每天应吃够 250～400 g 谷物，300～500 g 蔬菜，200～400 g 水果，125～225 g 鱼、禽、肉、蛋等动物性食物，以及 300 g 鲜牛奶或者相当于干豆 30～50 g 的大豆及其制品。